# 発達障がいの子の
# 進学と就労
# サポートブック

［監修］
市川宏伸
児童青年精神科医
日本発達障害ネットワーク理事長
日本自閉症協会会長

成美堂出版

# はじめに

発達障がいは、脳の機能に何かしらのつまずきがあることにより、発達がスムーズにいかなかったり遅れたりする障がいです。コミュニケーションや行動、学習、運動などに困難さを抱え、学校などの集団生活や社会生活が思うようにいかないという特性があります。

本書を手に取られた方は、すでにお子さんが「発達障がいと診断された」、あるいは日頃の子どもの様子から「発達障がいかも？」と疑念を抱き、悩んでいる方かもしれません。

そうした親御さんたちのいちばんの心配は、やはり子どもの「これから」のこと。

中・高などの進学においては、

「小学校まで通常学級でやってきたけれど、中学校も通常学級でやっていけるの？」

「この子が安心して通える高校はどこ？」

将来の就労については、

「遅刻や忘れ物が治らないまま会社勤めできるの？」「仕事が続かないのでは？」

「やっぱり障害者手帳を取得しておいたほうがこの子のため？」

など、親子、家族で考えても、すぐに答えが出ないことばかりです。

私は長年、発達障がいのある子の診療をするとともに、親御さんからの相談を受けてきました。そうした経験から読者の皆さんに提案できることは、一つは親が子どもの特性を見極め、少し先に立って子どものよき進路アドバイザーになること、もう一つは、子どもの抱える「苦手さ」を、まわりの大人の対応で少しでも減らすこと、3つめは、学校、発達障がいの支援機関や専門家などに遠慮なく相談してアドバイスを受けること、です。

本書ではこうしたことを踏まえて、子どもの将来をしっかり見据え、子どもが自立して就労し、充実した人生を送るために「親にできること」「知っておくべきこと」を中心に解説しました。中でも社会で受けられる就労支援については、最新の情報をもとにその実際を紹介しています。

「わが子の未来のために、できることはなんだろう？」

そんな思いを抱いていた方のために少しでも本書が力になり、発達障がいのある子が幸せな人生を送るための一助になることを監修者、児童青年精神科医として願っています。

市川宏伸

# Contents



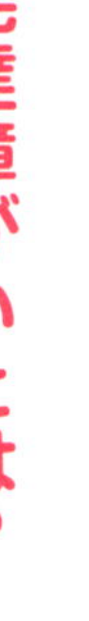

Part2

## 子どもにとって幸せな進学

## Part3 将来のために今から親にできること

Part4

## 「働くこと」と就労支援



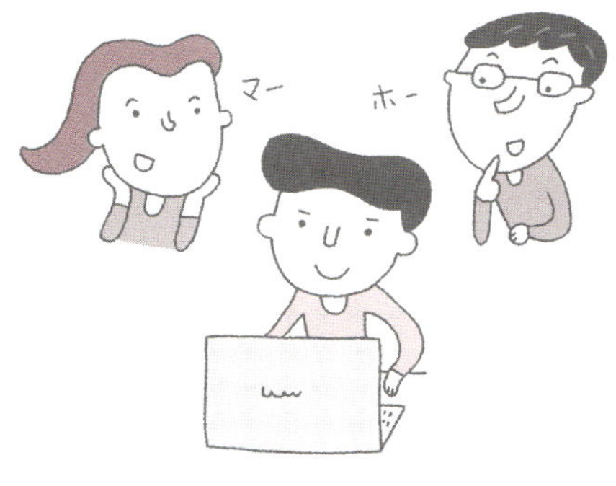

Part I

# 発達障がいとは？

# 子どもの幸せな未来のために

「うちの子、発達障がいかも？」と思ったら一人で悩まないで、まずは発達障がいの専門家に相談を。様々なアドバイスから子どもを幸せな未来に導く道筋が見えてくるはずです。

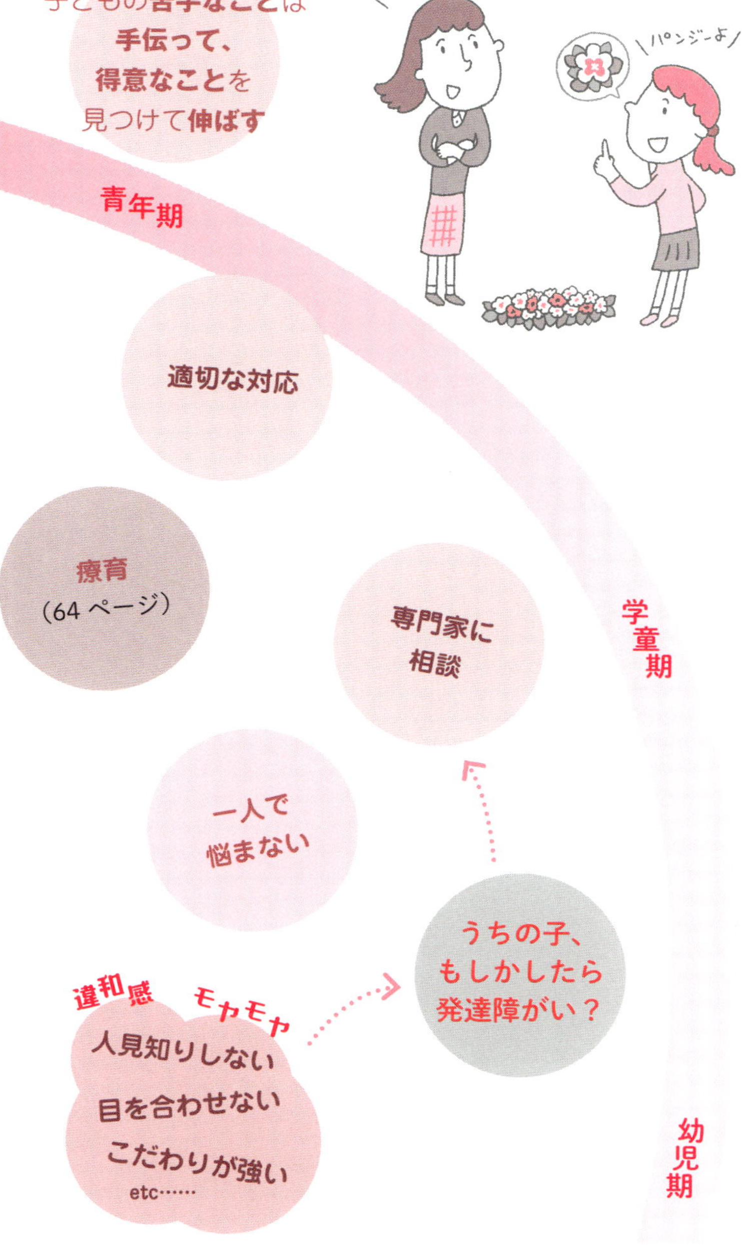

## 幸せな将来

これ、お願いできる?

はい!

子どもの幸せのために、親は常に子どもの将来を見通した行動を取ることが大切。そのためには早いうちに発達障がいのサインに気づいて、受け入れることが求められる。

### なるべく早く気づいて支援に動く

発達障がいのある子が幸せに暮らすために必要なのは、得意なことを活かし、苦手なことを自覚して改善しつつ、まわりの支援が得られる環境です。

そのためにも、親はなるべく早く子どもの発達障がいのサインに気づいて、支援に動くことが何よりも大切です。これまでの育児の過程で「わが子に発達障がいがあるかも」と悩んでいるなら、次ページから紹介した発達障がいの原因やサインを見てみましょう。

そこで子どもの特性と重なることが多ければ、児童精神科医など専門家に相談し、アドバイスを受けながら支援の道に進みましょう。

# 発達障がいの原因は脳機能のアンバランスさ

**性格やしつけの問題ではないのに、誤解されやすい**

発達障がい（神経発達症）※には、自閉スペクトラム症（ＡＳＤ）、注意欠如多動症（ＡＤＨＤ）、発達性協調運動症（ＤＣＤ）、発達性学習症（ＳＬＤ）、知的発達症（知的能力障がい）があります。それぞれの症状については左ページに紹介しました。

ＡＳＤのある子の約半分に知的発達症があるというように、２つ以上の障がいが重なっていることもよくあります。原因は生まれ持った脳機能のアンバランスさといわれ、性格や親のしつけの問題ではありません。コミュニケーションや衝動性の問題、手先の不器用さなど、どの子も様々な困難を抱え、個人差はあるものの「生きにくさ」を感じています。

発達障がいの原因は、生まれ持った脳機能のアンバランスさによるもので、自閉スペクトラム症（ＡＳＤ）をはじめ、いくつかタイプがあります。それぞれについて見てみましょう。

**発達障がいの原因は……**

~~しつけ~~　~~性格の問題~~

**生まれ持った脳機能のアンバランスさ**

↓

年齢相応の身体や精神の発達ができない障がい

※本書では「発達障がい」と表記。

# 発達障がいのタイプ

次のようなタイプがあり、
複数が混在していることもよくあります。

### 自閉スペクトラム症（ASD）

人の気持ちや場の状況が読みにくいなど、社会的コミュニケーションの欠如を主とし、同じ行動を繰り返すなど反復的な行動様式が特徴。

### 発達性学習症（SLD）

全体的な知的発達の遅れはないものの「話す」「書く」「計算する」など、ある特定の能力を習得したり使用したりすることに著しい困難を示す。

### 注意欠如多動症（ADHD）

常に動いている（多動）、すぐにカッとなる（衝動性）、忘れ物が多い（不注意）など、「多動・衝動性」「不注意」が主な特性。ほとんどが12歳までに症状が見られる。

### 知的発達症（知的能力障がい）

知的能力が低く、軽度、中等度、重度に分けられる。

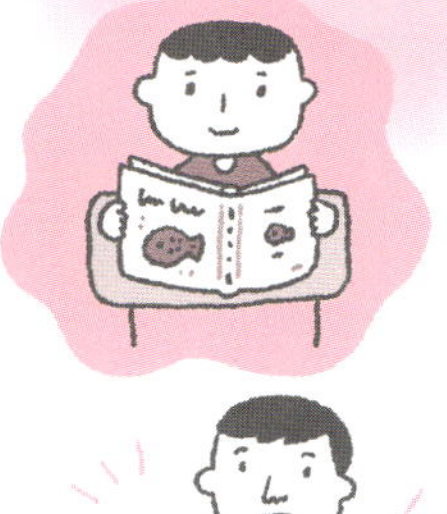

### 発達性協調運動症（DCD）

箸やはさみを使う、靴紐を結ぶなど手先を使う動作が極端に苦手。また階段の昇り降りや運動など、体を動かすことが苦手で、両足を揃えて行進するような協調性の必要な運動は特にぎこちない。

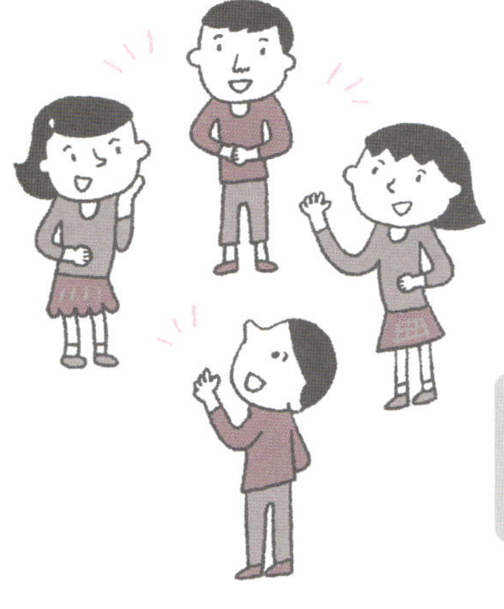

ASD + ADHD
ASD + SLD など

**２つ以上の障がいが重なっていることも多い**

# 発達障がいによく見られるサイン

**「うちの子、もしかして？」という違和感をスルーしない**

ここから25ページまで紹介するのは、発達障がいにありがちなサインの数々です。この他にも「極端な偏食」は自閉スペクトラム症（ASD）、ASDと注意欠如多動症（ADHD）が重なっている子によくいます。これは例えば、「うどんがいい」となると3食ともうどんを食べ続け、米飯や副菜を受け付けなかったり、舌触りの苦手な食べ物を口に入れただけで、吐き出したりすることもあります。

初めての子育てという場合、乳幼児期に育てにくさを感じても「育児が大変なのはあたり前」と思いがちですが、保育園や幼稚園などの集団生活に入り他児と比べたり、保育士などから問題行動を指摘されたりすることで、発達障がいに気がつくこともよくあります。

発達障がいの症状はタイプによって様々で、乳幼児期は「子どもらしさ」などで片付けられても成長とともに色濃くなり、集団生活の中で目立つようになります。

**集団行動が苦手**

保育園・幼稚園の園庭や校庭に集まって先生の話を聞くようなときに、別の場所で興味のあることをしていることも。

**抱っこを嫌がる**

赤ちゃんの頃は、抱っこすると体をのけぞるようにして嫌がる。

## 自閉スペクトラム症（ASD）

自閉スペクトラム症（ASD）は、人の気持ちや場の状況が読みにくいなど、社会的コミュニケーションの欠如を主とし、同じ行動を繰り返すなどの反復的な行動様式が特徴です。

### 人と**視線を合わせない・人見知り**をしない

親があやしても視線を合わせようとせず、反応が鈍い。1歳前後になっても人見知りをせず、親以外の人を見ても泣いたりぐずったりすることもなく、「手のかからない子」と感じる親も多い。

### **一人遊び**が多い

男の子ならミニカーや電車のおもちゃなどで一人黙々と遊んでいる様子がよく見られる。

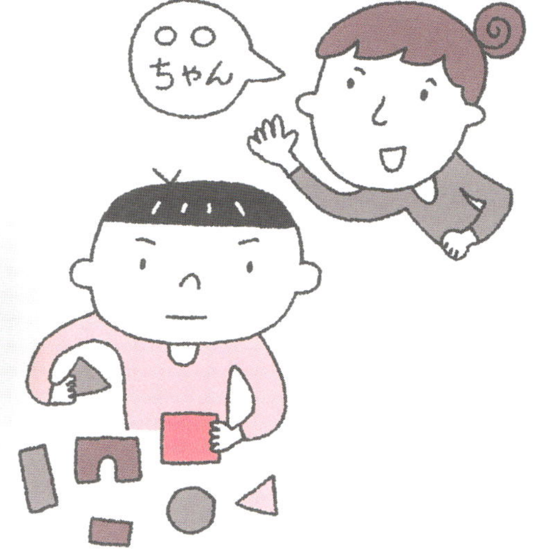


### 名前を呼んでも**振り向かない**

自分の名前を呼ばれても振り向かないことが多く、一人遊びをしているときは特に無反応。

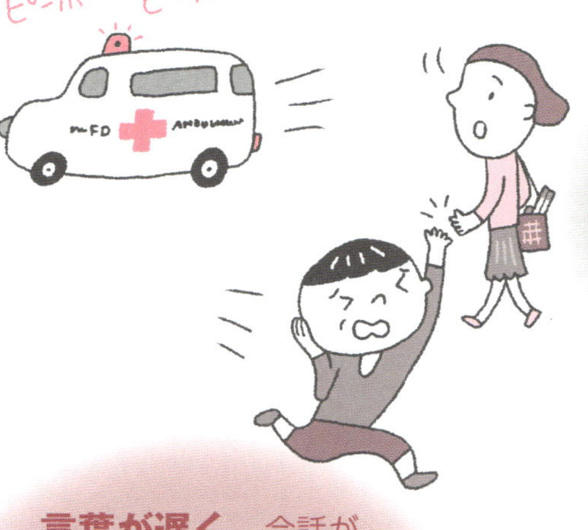


**大きな音や光**に敏感

花火の音、笛吹ケトルの音、太陽の光など、光や音が極端に苦手で、パニックを起こす。

**言葉が遅く、**会話が成り立ちにくい

2～3歳になっても「ママ」とは言わず、最初に発した言葉が興味ある車の名前ということも。また自分がしてもらいたいことをうまく説明できず、おもちゃなどを取ってもらいたいときは、親の手をつかんでおもちゃの場所に持って行く動作（クレーン現象）も見られる。

**手をつなぐ**のを嫌がる

よちよち歩きの頃、手をつなごうとしても振り払ったりすることがよくある。

**同じ動き**を繰り返す

ぴょんぴょん飛び跳ねる、回転イスに座って回るなど、同じ行動を繰り返す（常同行動）。手をひらひら動かす、特に面白くないのにずっと笑っている、など（自己刺激行動）。

**肌に触れるもの**に敏感

全般的に肌に触れるものに敏感で、ニットのセーターなどの肌ざわりを極端に嫌がる。その一方で、特定の肌ざわりの衣類が気に入るとそればかりを着たがる。

## いつもと違うことを極端に嫌がる

部屋の模様替えで家具の位置が変わった、新しいカーテンに変わった、工事などでいつも通る道を迂回しなければならないなど、「いつもと違うこと」を嫌がり、ときにはかんしゃくを起こすことも。

## 見たまま、感じたままのことを口に出す

例えば電車やバスの中で「あの人、どうして太っているの？」と、見て感じたことをそのまま口に出す KY（空気が読めない）発言をしてしまう。

## 遠回しな表現が理解しにくい・相手の表情が読めない

友達が遊びをやめたいそぶりを見せたり、嫌そうな表情をしたりしても気づかない。はっきり「嫌」と言わない限り、伝わらない。

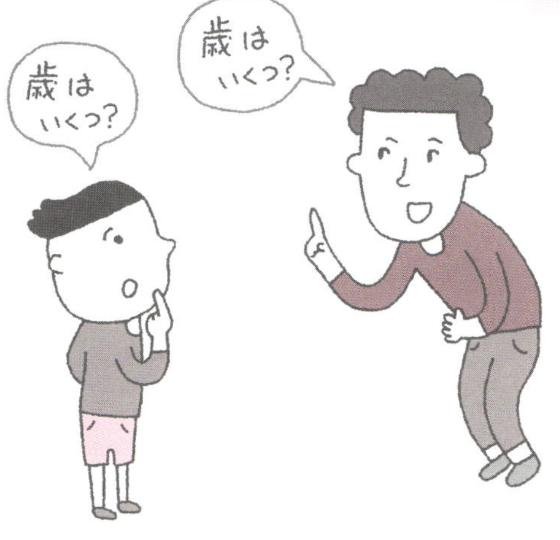


## オウム返しや独り言が多い

「歳はいくつ？」と聞かれると、普通は「○歳」と答えるが、「歳はいくつ？」とオウム返しに答える。

## 興味・関心のあることしか話さない

話しかけても返事をしないことが多いものの、自分の興味・関心のあることは話が止まらなくなる。また、複数の友達が話しているところに突然別の話題を持ち込むことも。

## 法則性のあることを好む

理髪店のサインポール、扇風機の羽根、エアコンの室外機の羽根など、同じリズムで回るものをずっと見ている、記号やマークなどを順序立てて覚えるなど、法則性のあることを好む。

## あいまいな指示が苦手

「なるべく早くおやつを食べて」など、あいまいな指示が苦手。「3時までに食べて」などと時間を決めて指示をしないと混乱する。

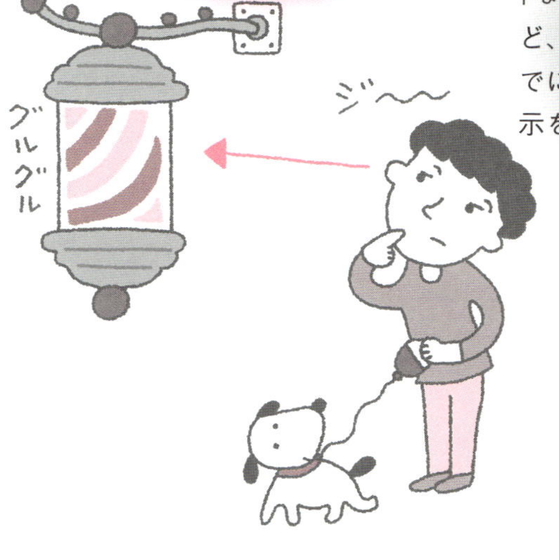

## 注意欠如多動症（ADHD）

ADHDには①多動・衝動性優勢型、②不注意優勢型、ADHDのすべての症状が見られる③混合型があります。診断はおおむね12歳までにつきますが、幼少期に多動が目立ちADHDが疑われた子でも、成長とともに消失し、じつはASDだとわかることもあります。

### ①多動・衝動性優勢型

すぐにカッとなって感情の抑制がきかなくなり友達とトラブルを起こしやすい、落ち着きがなくじっとしていないなど衝動的な面が目立つ。

### ②不注意優勢型

忘れ物が多い、すぐに気が散って集中力がない、片付けが苦手、などがよくある。

### ③混合型

①と②が混ざり、ADHDすべての症状が表れる。

**よく見られるサイン**

### はしゃぎすぎる

「好きなおもちゃで遊べる」「好きなテレビ番組が始まる」など、うれしいときのテンションが高く、激しく飛び跳ねたり、大きな声を出したりする。

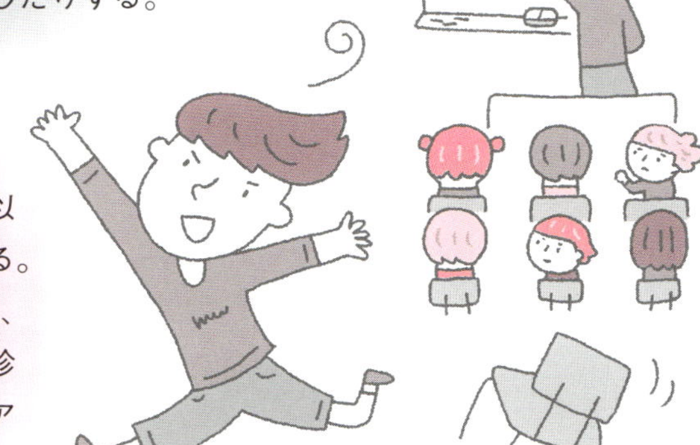

### じっとしていない

興味のあることに没頭している以外は、四六時中、体を動かしている。小児科の待合室を走り回ったり、受診中も泣いたり騒いだりで、診察も一苦労。外食先では、フロアや外の様子に気を取られ、おとなしく座って食べることができない。

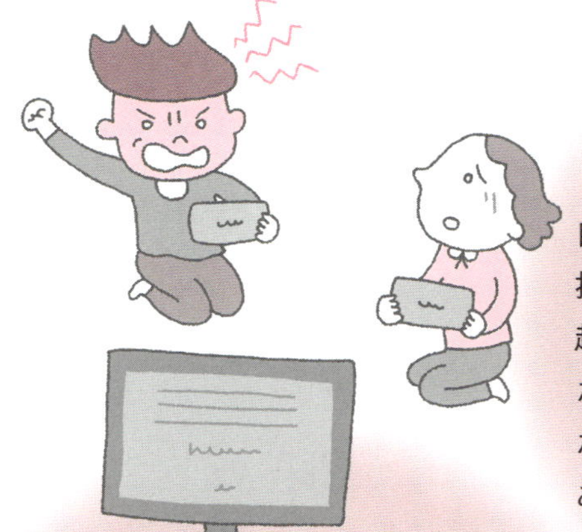

### **かんしゃく**を起こす

自分の思い通りにいかないと感情の抑制がきかなくなり、かんしゃくを起こす。例えば、食べようとしていたお菓子が落ちたり、ゲームに負けたりすると、相手（あるいは物）にあたったり、激しく泣いたりする。

### **気が散りやすく、集中力**が続かない

先生の話に飽きてイスや机をガタガタさせたり前の席の子にちょっかいを出したり、教室の外の音や動きに反応して立ち歩いたりしてしまう。その反面、興味のある課題のときは時間を忘れて集中していることも。

### 次々と**興味の対象**が変わる

「ボールで遊んでいるとき友達がブランコで遊んでいるのを見たらボールを投げ出してブランコで遊び始める」など、次々に興味の対象が変わる。

### **仲間から孤立**しやすい

人の話を聞かずに言いたいことを言う、約束をすっぽかすなど、「わざとやっている？」と受け取られることもあり、孤立しやすい。

## 注意欠如多動症（ADHD）

### 順番が待てない

ゲームや遊具の順番を待っていても、今、誰の番なのかわからなくなり、順番を飛ばして割り込んでしまう。

### 集団行動が苦手

卒業式や入学式の練習など、ルールや決まりのある集団行動が苦手。自分のやりたいことを優先させるので、集団行動の途中で抜け出して一人で別の遊びをするなど、浮いた行動が目立つ。

### 片付けが苦手

身のまわりが散らかっていて、いつも探し物をしている。学校や自室の学習机の中や上に物があふれ、片付けてもまたすぐに同じ状況になる。

### 物事の優先順位がつけられない

テレビに夢中になると登校時間になっても動かないなど、「今やるべきこと」よりも「今やりたいこと」を優先する。

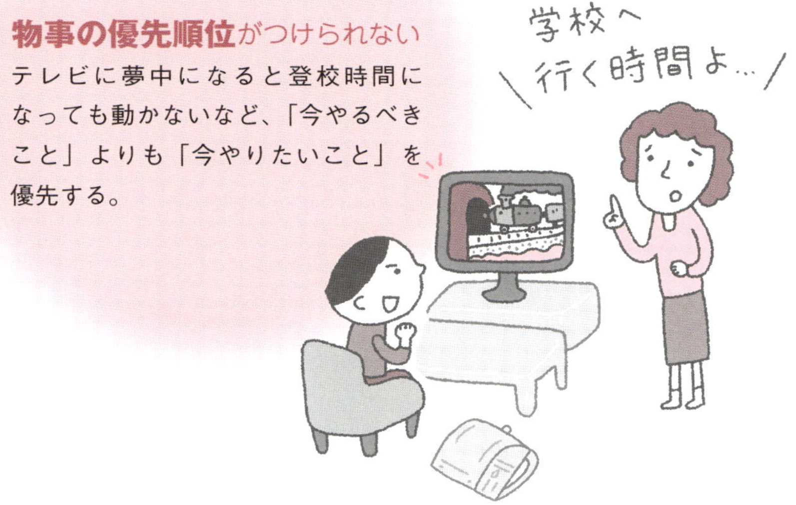

## 忘れ物が多い

教科書を忘れる、学校から保護者宛の手紙を持ち帰らない、宿題のプリントを学校に忘れて宿題ができない、せっかくやった宿題を持って行くのを忘れるなど、あげるときりがないほど忘れ物が多い。

## 反抗的・挑戦的な態度を取る

嫌なことがあるとすぐにカッとなり、暴言を吐いたり暴れたりする。保育園・幼稚園や学校で暴れたり、先生や友達に暴言を吐いたりするため問題児扱いされることも。

## ケガが多い

高いところから飛び降りる、危険な物を触るなど、後先考えない行動が多く、その分、生傷が絶えない。骨折など重症のケガを繰り返すことも。

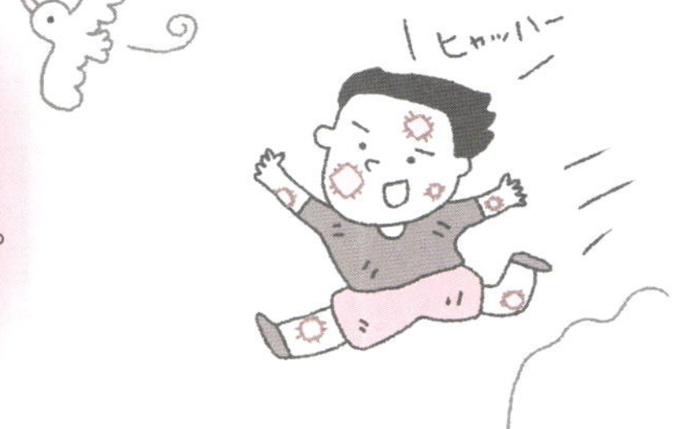


## 他の精神疾患と合併しやすい

ADHDは「チック症」「トゥレット症」と合併しやすいといわれます。チック症は、首が不随意に動く、まばたきを繰り返す、無意識に顔をしかめる、肩をすくめるなど、自分の意思とは無関係な動きを繰り返す病気です。不随意な動きの「運動性チック」と、奇声を上げるなどの「音声チック」があり、両方が同時に出る場合を「トゥレット症」と呼びます。

## 発達性協調運動症（DCD）

手と足の動きをつなげて行う「協調運動」が極端に苦手。動きがぎこちなく姿勢のくずれが目立ち、体育やスポーツだけでなく、物をつかむ、はさみや刃物などの道具を使う、字を書くといった指先を使う「巧緻動作」も苦手。日常生活に支障をきたします。一般的には成長とともに改善傾向が見られます。

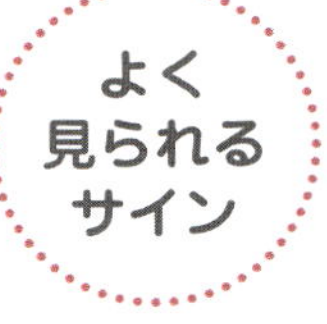


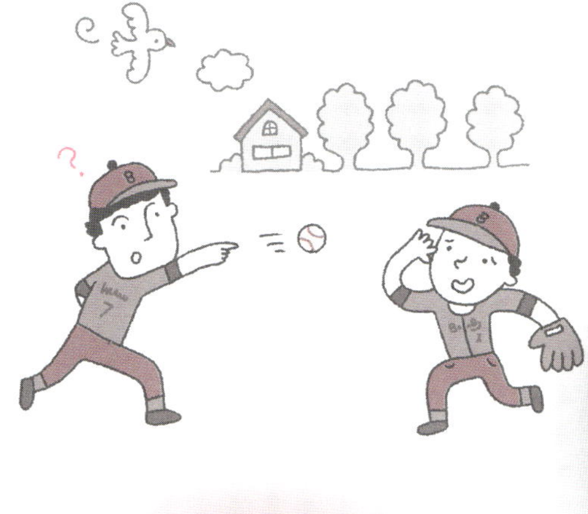

### 全般的に**運動**が苦手

運動や動作が全般的にぎこちなく、姿勢のくずれが生じたりして、スムーズにできない。体育の授業や運動会、球技大会などを嫌がる。

### **自転車**になかなか**乗れない**

バランスを取りながらペダルを踏んで前に進む動作ができず、いつまでたっても補助輪が外せない。

### 手先が**不器用**

ボタンがうまくかけられない、靴紐が結べない、はさみがうまく使えない、箸・ナイフ・フォークの使い方がぎこちない、など。

## 発達性学習症（SLD）

小学校に上がると「読み」「書き」「計算する」といった学習面における困難さが目立ちます。ひらがな、漢字が正しく書けない、かけ算九九がなかなか覚えられない、文字がマス目から大きくはみ出すといった特性の他に、次のようなものもあります。

**よく見られるサイン**

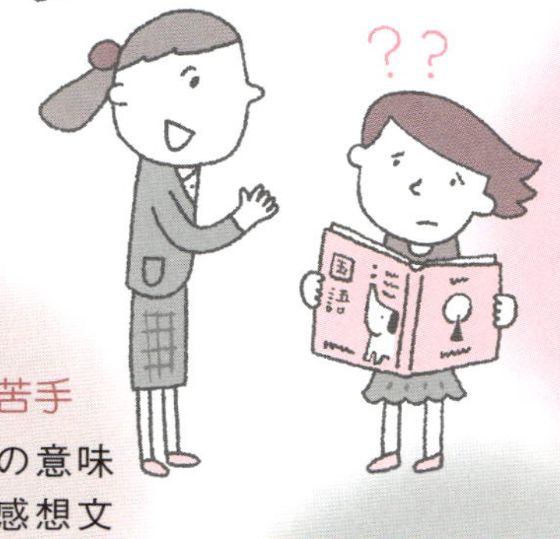


### 音読が極端に苦手

ひらがなや漢字を間違えて読む、文字を飛ばして読む、つっかえる、拾い読みをする、読んでいる行がわからなくなる、など。

### 読書感想文が苦手

本を読んでも内容の意味がつかめず、読書感想文が書けずに苦労する。作文も苦手。

### 算数や数学の文章題が苦手

文章の意味理解が苦手なので、文章題を理解して計算式が立てられない。

### 板書の書き写しができない

黒板に書かれていることをノートに書き写すことが困難、あるいは極端に遅い。

### 計算が苦手

繰り上がりや繰り下がりのない計算はできても、繰り上がりや繰り下がりがあると、できなくなる。かけ算、割り算と、計算が高度になるほど苦しむ。

## 知的発達症（知的能力障がい）

知的能力に何かしらの障がいがあり、家庭、学校、社会生活に支障をきたします。重度（IQ20 ～ 34）、中等度（IQ35 ～ 49）、軽度（IQ50 ～ 70）のうち、軽度は日常生活や動作が比較的問題なくこなせるため、小学校でも通常学級で学ぶことが可能です。しかし学習の遅れ、友達との関係構築の難しさなどで、人知れず本人が苦しんでいることもあります。

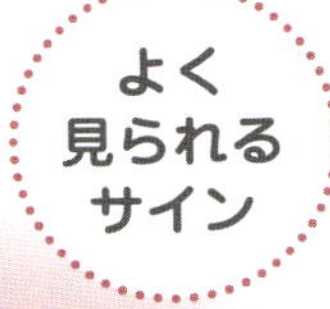


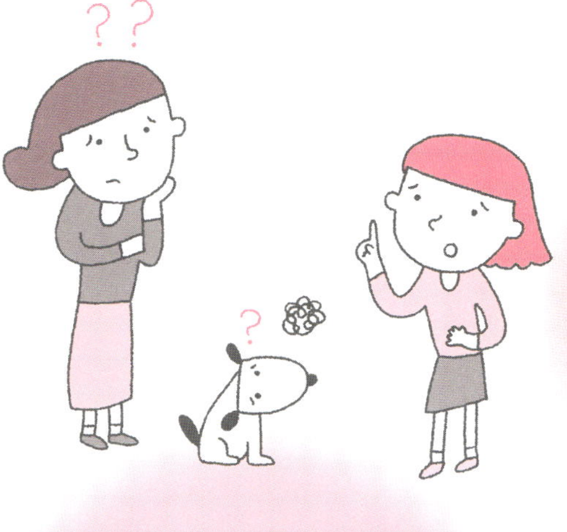

### 言葉の遅れ

• 語彙が少ない

同年代の子どもに比べると明らかに発語が遅く、話ができるようになっても語彙が少なく、「あれ」「それ」と指示語が多い。

### 自分の意思をうまく伝えられない

「こう思う」「こうしてほしい」と頭の中で思っても、言葉に置き換えて説明するのが困難。口達者な友達にやり込められて泣いたり、手が出たりすることも。

### 勉強についていけない

おとなしく授業を聞いているように見えても、内容を理解していない。テストは問題の意味が理解できず、点数が取れない。

# まわりの理解と支援がないまま成長すると……

学校生活や社会に出てから子どもが苦労しないように、子どもが抱えている「生きにくさ」は今から対策を立てて、和らげる方向に動きましょう。

発達障がいの特性が目立っている

ADHDかも？

- 落ち着きがない
- 忘れ物が多すぎる
- 片付けられない

性格のせい？
成長とともに治る？
と放置すると……

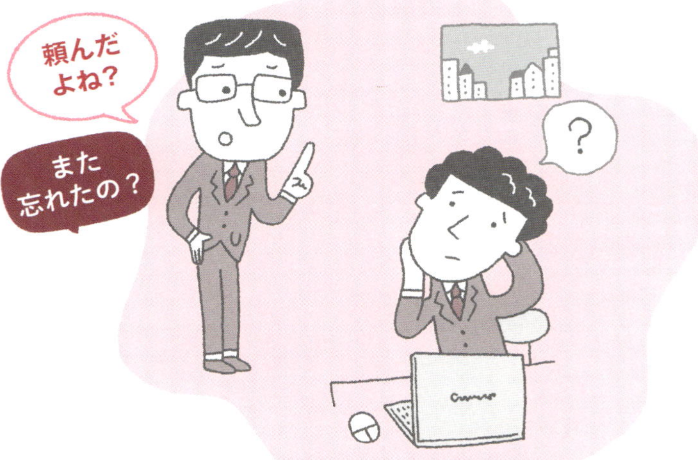


子どもの頃に適切なサポートを受けていないと、成長とともに特性が色濃く出て、生きにくさが増す。

## 親は子どもの将来に目を向け、子どもの特性と向き合って

コミュニケーションに問題を抱える自閉スペクトラム症（ＡＳＤ）の子は、学校生活や社会生活における人間関係で苦労することが多いようです。極端に忘れ物が多くて学校生活に支障をきたしている注意欠如多動症（ＡＤＨＤ）の子をそのままにすると、社会に出てからも「忘れ物が多くて仕事を任せられない」ということになりがちです。

発達障がいは、薬や精神療法などで治療して完全に治るようなものではありません。親にできることは、子どもの成長過程の中で、社会で生きやすくなる技術を身につけさせること。専門家による「療育」（64ページ）を受けることもおすすめです。

## 早い気づきと対応が、子どもの将来を明るくする

### Bad! 苦手な部分の指摘、叱責はNG！

発達障がいの特性を性格や努力不足と捉えて指摘、叱責すると、特性は強まるばかりか、子どもの心を傷付けストレスがたまり、二次症状から二次障がい（下）を起こすこともあります。苦手を指摘して改善しようとせず、得意なことを伸ばす対応に切り替えて。

**二次症状** → **二次障がい**

| 二次症状 | 二次障がい |
|---|---|
| パニック、イライラ、食欲不振、吐き気、頭痛、腹痛といった身体症状。 | 二次症状を放置すると、うつ、不登校、引きこもり、自傷行為といった二次障がいに発展することも。 |



様々な工夫で苦手をカバーすれば生活しやすくなる。

## 専門医につながるルート

発達障がいの相談先はいくつもあります。「相談先がわからない」という場合、次のような流れで見つけるとよいでしょう。

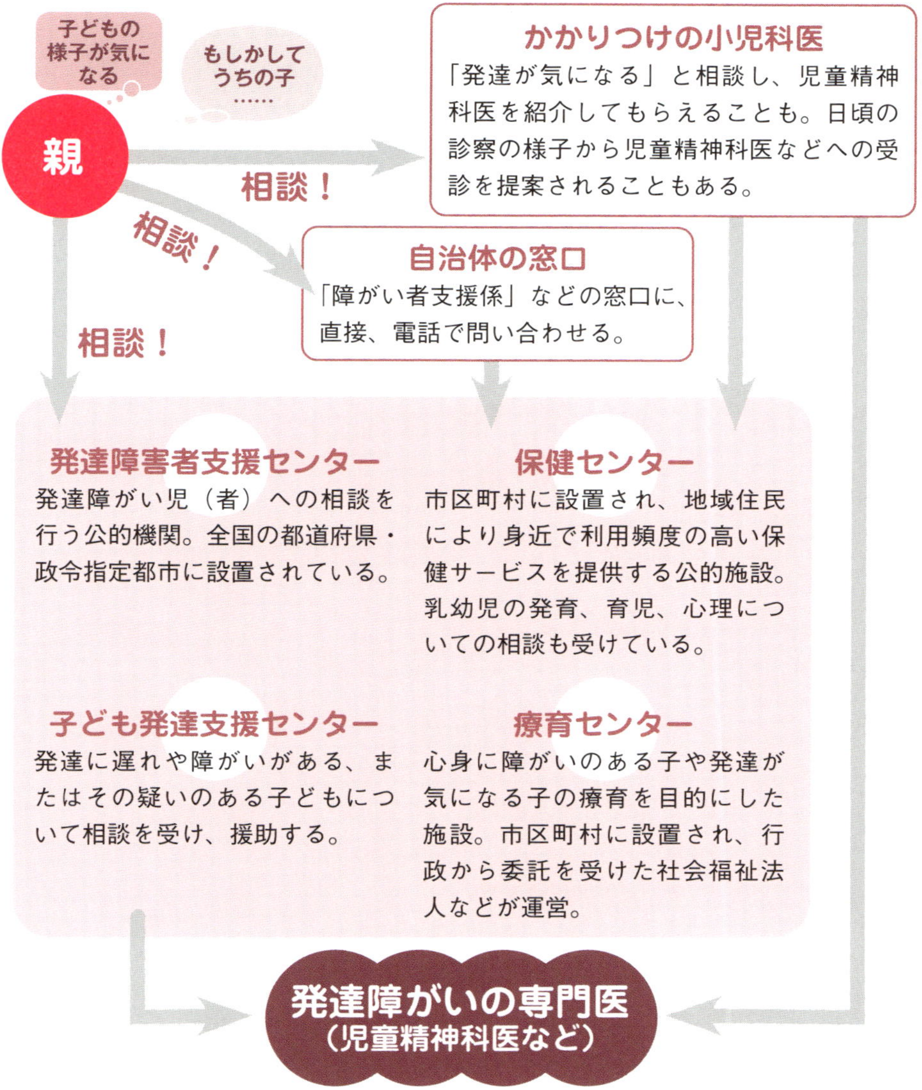

子どもの様子が気になる

もしかしてうちの子……

**親**

相談！

**かかりつけの小児科医**

「発達が気になる」と相談し、児童精神科医を紹介してもらえることも。日頃の診察の様子から児童精神科医などへの受診を提案されることもある。

相談！

**自治体の窓口**

「障がい者支援係」などの窓口に、直接、電話で問い合わせる。

相談！

**発達障害者支援センター**

発達障がい児（者）への相談を行う公的機関。全国の都道府県・政令指定都市に設置されている。

**保健センター**

市区町村に設置され、地域住民により身近で利用頻度の高い保健サービスを提供する公的施設。乳幼児の発育、育児、心理についての相談も受けている。

**子ども発達支援センター**

発達に遅れや障がいがある、またはその疑いのある子どもについて相談を受け、援助する。

**療育センター**

心身に障がいのある子や発達が気になる子の療育を目的にした施設。市区町村に設置され、行政から委託を受けた社会福祉法人などが運営。

**発達障がいの専門医（児童精神科医など）**

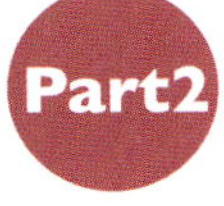


# 子どもにとって幸せな進学

# 学校と連携して支援体制を築こう

発達障がいのある子やその傾向の強い子が安定した学校生活を送るためには、学校からの支援が不可欠です。まだ学校に支援を求めていないなら、まずは担任の先生に相談を。

## 学校と家庭の両輪で支援して

発達障がいのある子の公立小学校の在籍先は通常学級、もしくは特別支援学級です。通常学級の場合、通級指導教室（33ページ）に通うことも可能ですが、知的障がいを伴う場合は特別支援学級の在籍となり、通常学級に席を置いて通級指導教室に通うことはできません。通常学級、特別支援学級のどちらに在籍しているかに関係なく、学校には「わが子に必要とされる支援」を求め、進路を決めるときも学校と十分、相談するようにしましょう。

時々、発達障がいの特性はあるものの知的に問題のない子の親が、障がいの可能性を否定してしまうことがあります。この場合、担任の先生が子どもの

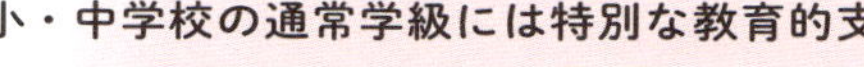

## 通常学級でも遠慮せずに学校に支援を求めて

小・中学校の通常学級には特別な教育的支援を必要とする児童・生徒が約 8.8% いることがわかっています。この結果を受けて公立の小・中学校における特別支援教育（左）は、通常学級に在籍する児童・生徒にも適用され、必要な配慮は義務化されています。障がいの診断がついている、いないに限らず、「配慮してほしい」という希望があれば、学校に支援を求めましょう。

※「通常の学級に在籍する特別な教育的支援を必要とする児童生徒に関する調査結果（2022 年、文部科学省実施）。

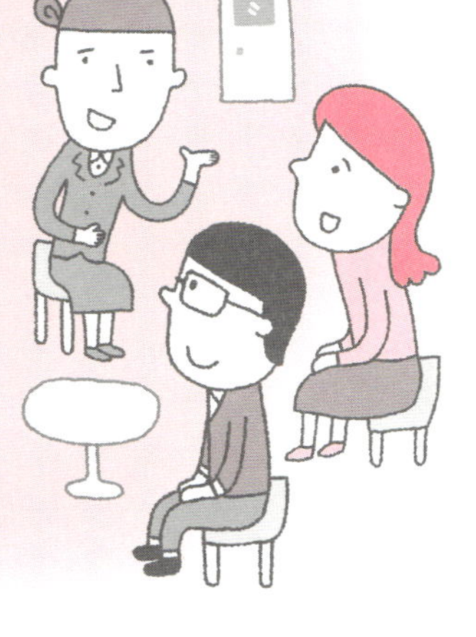

特性に気づいても、親から相談がない限り具体的な支援には移りにくく、子どもは日増しに学校生活がつらくなることもあります。子どものためにも発達障がいの特性を受け入れて学校に支援を求め、家庭と学校の両輪で支援体制を築くことが大切です。

# 安定した進路は、親から学校への支援の求めから始まる

**発達障がいの診断がなくても、その可能性が高い場合は、早めに学校に支援を求めましょう**

発達障がいかも？

発達障がいと診断された

**小学校に支援を求める**

担任の先生、特別支援教育コーディネーター*などを含めた相談の機会を設けて、子どもの特性や必要な配慮や支援について話し合う。

**必要な配慮を受けながら、学校生活を送る**

**中学校に進学**

中学校も通常学級に在籍するか、特別支援学級に進むかなど、本人の意向も踏まえて学校と具体的な相談をする。進学先が決まったら、小学校の支援内容が中学校に引き継がれる。

**高校などに進学**

子どもが無理せず通える、あるいは得意なことが活かせる進学先について、担任の先生や進路指導の先生からアドバイスを受けながら選ぶ。進学先が決まったら中学校の支援内容が引き継がれる。

就労

大学や専門学校などへ進学

＊特別支援教育コーディネーター…一定の研修を受け、校長から指名を受けた教職員が担う。保護者からの相談窓口であり、校内の関係者、外部の医療・福祉などの関係機関との連絡や調整を行う。

**特別支援教育とは？**

特別支援教育は学校教育法に位置付けられ、障がいのある幼児・児童、生徒の特性を理解し、その教育的ニーズを把握して、適切な指導・支援を行い、子どもの自立や社会参加を目指す教育のこと。以前は「特殊教育」と呼ばれ、養護学校（現在の特別支援学校）や特殊学級（現在の特別支援学級）に在籍する児童・生徒のみが対象でしたが、現在は、保護者からの要請があれば通常学級に在籍する児童・生徒も特別な配慮をすることが義務付けられています。

中学進学

# 進学先は様々。それぞれの特色を知っておこう

小学校を卒業したあとの進学先には、色々な選択肢があります。それぞれの詳しい特色については担任の先生や特別支援教育コーディネーターに確認しましょう。

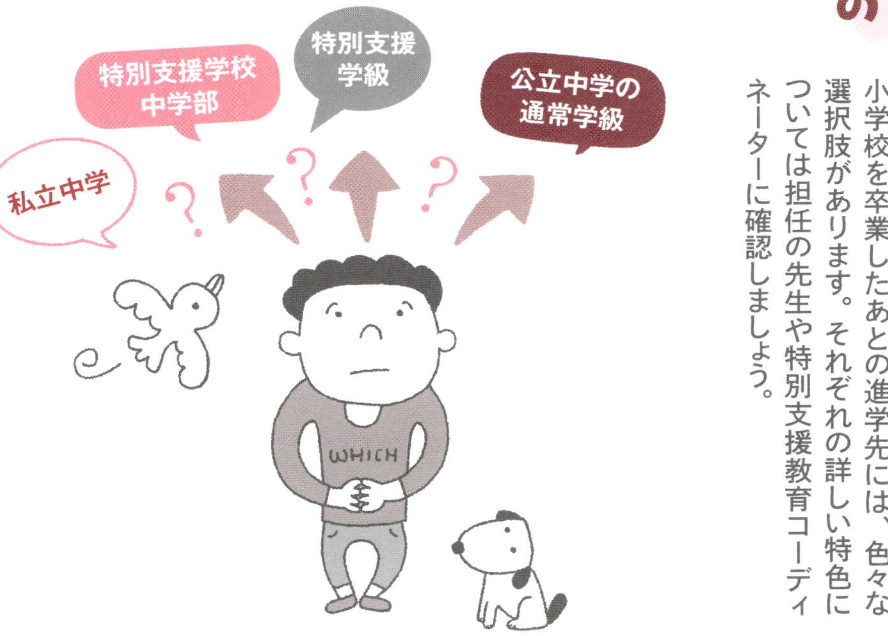


## 子どもにとってベストな進学先はどこか？

公立中学校には通常学級、特別支援学級、特別支援学校の中学部、公立以外では学校法人の運営する私立中学校もあります。通常学級とは多くの生徒が通う一般的な学級ですが、一部、通常学級における特別支援教育が必要な子も在籍します。

特別支援学級はより手厚い支援が必要な生徒のための学級です。特別支援学校の中学部は、小学部あるいは公立中学の特別支援学級から進んでくる子が多くを占めます。私立中学校の多くは、小学校（あるいは幼稚園）から高校、大学（あるいは短大）まで一貫教育のところ、小中、中高のところと様々です。

# 中学校 様々な進学先とその特色

### 公立中学の通常学級

知的に問題のない、あるいはボーダーの児童・生徒の多くが在籍する。

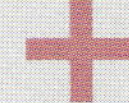

### 通級指導教室（通級）

週に１回程度、決められた時間に他校（もしくは自校）に設置された教室に移動して学習支援が受けられる。

### 学校法人の私立中学校

数は少ないものの発達障がいに理解があり、積極的に受け入れている私立の学校法人もある。小、中、高、大学まで一貫教育を敷いているところも。

### 特別支援学級

通常学級よりも手厚い支援の必要な児童・生徒向けに設置された少人数学級。障がい特性に応じて、一人ひとりきめ細かな教育を行う。

### 特別支援学校

心身に障がいのある児童・生徒が通う学校で、自立と社会参加に向けた支援が受けられる。「幼稚園」「小学校」「中学校」「高校」の学習過程に合わせて「幼稚部」「小学部」「中学部」「高等部」がある。

小学校の通常学級から特別支援学級、特別支援学校の中学部に移ることもでき、中学進学時に検討される（次ページ）。

中学進学

# 選択肢が増える分、どこに進もうか悩む

発達障がいのある子にとって中学進学は一つの岐路。小学校までの様子とこれからの進路をよく考えて、第三者の意見を踏まえつつ、進学先を絞り込んでいきましょう。

## 悩んだときは教育センターに相談して意見を求めても

どこの公立中学校でも特別支援教育は受けられますが、中学によって特別支援教育に手厚い学校と一般的な支援を行う学校というように、多少の温度差はあるといわれます。そのため学区外に特別支援教育に熱心な中学があれば、越境進学を希望する人もいるようです（左）。また私立中学の中にも発達障がいのある子の受け入れに熱心な学校もあり、通学や学費の問題がなければ私立を選ぶ人もいます。

他に公立中学の特別支援学級や特別支援学校の中学部という選択肢もあり、通常学級より手厚い支援を求める場合、特別支援学級に進むこともできます。

中学進学では選択肢が増える分、「わが子にとってどこがよいの？」と悩みますが、悩んだら小学校の担任や特別支援教育コーディネーター、かかりつけ医の意見、親子の意向などを踏まえて、教育センターに相談してもよいでしょう（次ページ）。

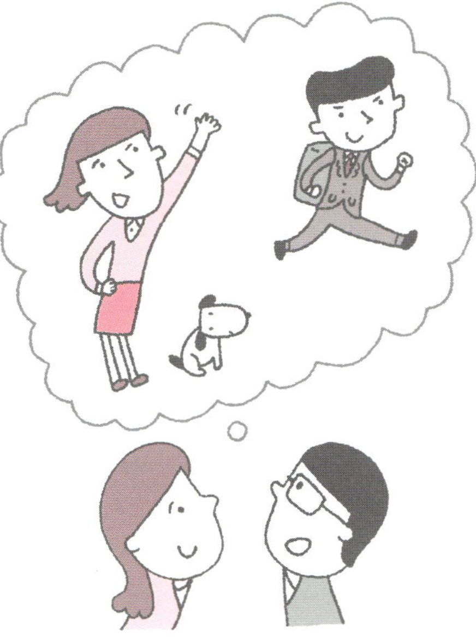

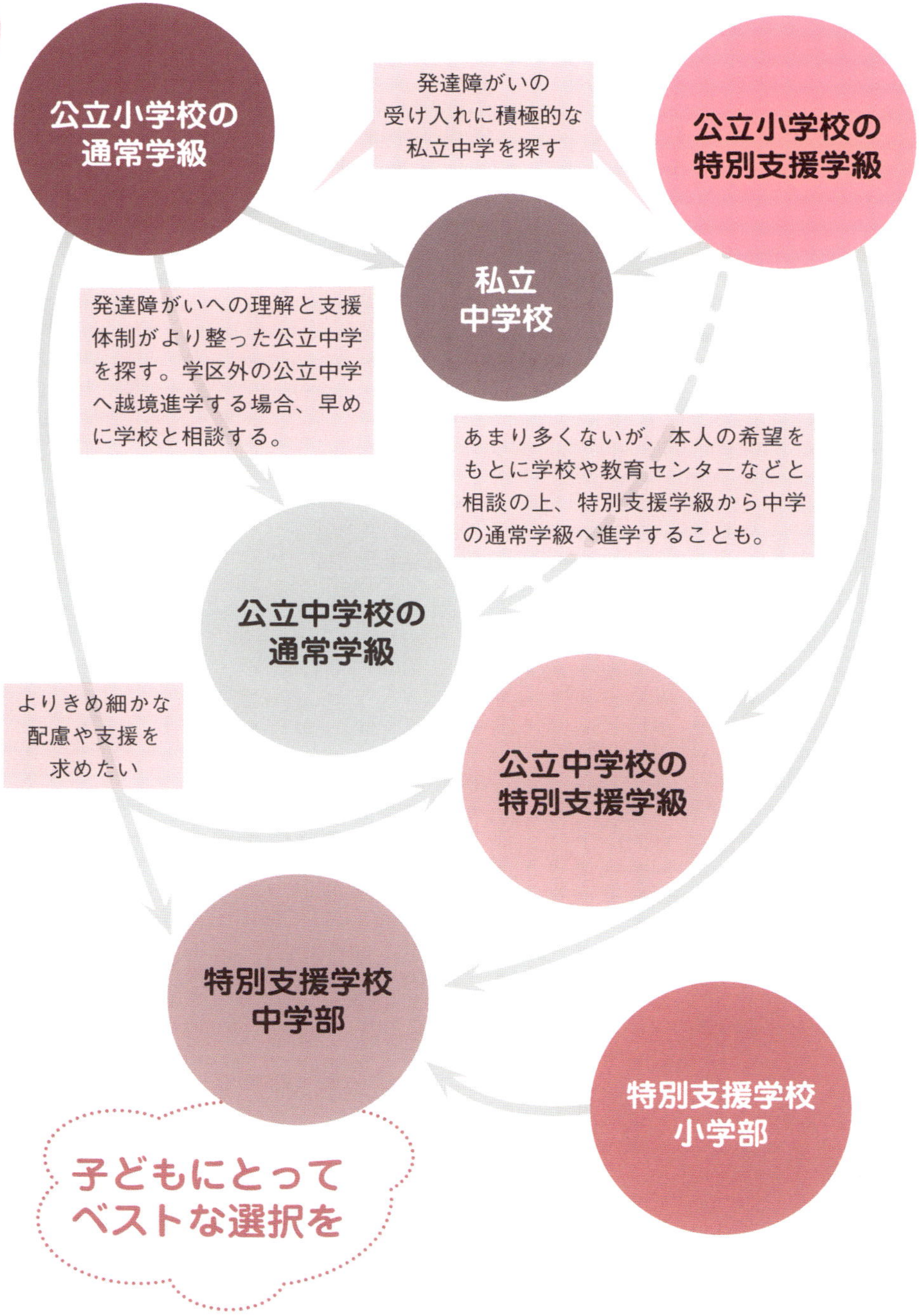

公立小学校の通常学級

発達障がいの受け入れに積極的な私立中学を探す

公立小学校の特別支援学級

私立中学校

発達障がいへの理解と支援体制がより整った公立中学を探す。学区外の公立中学へ越境進学する場合、早めに学校と相談する。

あまり多くないが、本人の希望をもとに学校や教育センターなどと相談の上、特別支援学級から中学の通常学級へ進学することも。

公立中学校の通常学級

よりきめ細かな配慮や支援を求めたい

公立中学校の特別支援学級

特別支援学校中学部

特別支援学校小学部

子どもにとってベストな選択を

中学進学

# 学校以外の相談先が頼りになることも

地域の教育センターなど、学校以外の機関への相談が、進路の道筋になることもあります。子どものよりよい進路選択に向けて、視野を広げてみましょう。

## 教育センターの他に、親の会に相談しても

「教育センター」とは、学校生活や学習に悩みを抱える子どもや親、教育関係者に対する支援を行う公的機関で、都道府県及び政令指定都市に設置されています。発達障がいのある子などの進路相談も受けていて、例えば「中学から特別支援学級に行かせたいが、学校以外からも意見を求めたい」という場合、利用するとよいでしょう。

他に「親の会」も、会員の親同士の話から「〇〇中学は特別支援教育に熱心」といった、リアルな中学校の情報が得られることがあります。第三者の意見からそれぞれの進学先の特色がわかり、わが子が進む先のヒントが見えてきます。

教育センター

**教育相談に精通したスタッフが対応する**

特別支援学級のほうがよい？

特別支援教育に熱心な中学校は？

電話かメールで相談窓口へ連絡、相談日を決める

↓

公認心理師、臨床心理士などの有資格者や教育相談の実務経験のある教育相談員が、様々な視点から助言する

※面談日の予定が合わない場合、電話相談でも可。

親の会

## 親同士の交流で有益な進路情報が得やすい

親の会とは、同じような障がいのある子を持つ親による有志の会。全国に発達障がいの親の会もたくさんあります。発達障がいの診断がついていないグレーゾーンの場合でも、入会できるところがほとんどです。

親の会には、現在、子どもが中学校に通っている親も、高校生、大学生、社会人になった子どもがいる親もたくさんいます。そうした親から「発達障がいの支援が行き届いた学校」「支援が期待できない学校」といった体験的な情報を得ることができ、進学先を検討するのに役立ちます。会によっては進路をテーマにした講演会や勉強会を開催することもあり、参加することで知識が深まります。

加入を検討したらネットで最寄りの会を調べて、問い合わせてみましょう。

○○中学の支援は
イマイチかも
○○中学の先生は
とても熱心よ
うちの子は
○○中学で
よかったわ
とてもいい
中高一貫の私立
中学があるわよ

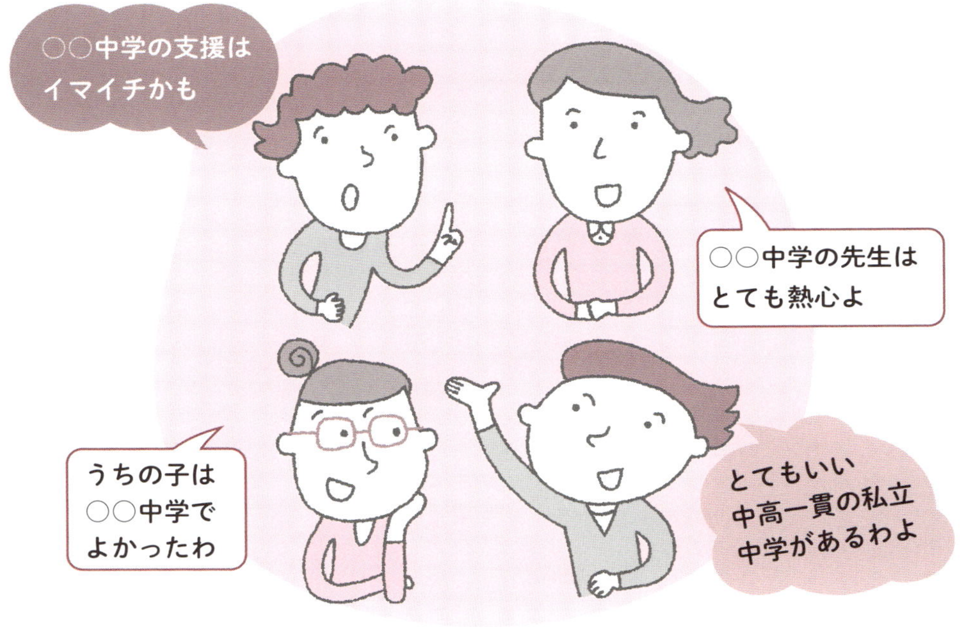

中学進学

# 必要な配慮は、小学校から中学校に引き継いでもらう

進学先が決まったあとも、子どもが充実した中学校生活を送るための支援の引き継ぎ、中学校との直接面談など、やることはたくさんあります。

## 小学校から中学校へ途切れない支援の継続を

親から小学校に必要な支援（30ページ）を求め、実践されていれば、その支援内容は進学する中学校に引き継がれます。それにより途切れのない適切な支援が実現します。中学に進学するときには小学校から中学校に申し送りされているか、担任の先生や特別支援教育コーディネーターに確認しておくとよいでしょう。進学する中学の入学説明会に参加して、改めて面談を申し込むなどして、親から直接、子どもの特性を伝えて必要な配慮を求めましょう。

なお私立中学の中には、発達障がいのある子を積極的に受け入れるところもあります。しかし私立学校に特別支援教育の義務はないため、教員に発達障

### 指定校変更制度（通学区域緩和制度）とは？

進学先を学区外の公立中学（あるいは小学校）に変更できる制度。発達障がいのある子の場合、「特別支援教育が行き届いている中学が学区外にある」という理由で希望することが多いようです。この場合は、小学校に相談後、自治体の窓口に申請します。自治体ごとに申請時期や方法が異なりますので、詳しいことは自治体のホームページなどで確認しましょう。ただし「登下校及び緊急時の安全に問題がある」など様々な理由から認められないこともあります。

がいについての知識が乏しく、期待したほどの支援が受けられないこともあるようです。私立中学を検討したら教員と面談して、発達障がいへの理解度、支援体制について確認するようにしましょう。

## 小学校から中学校に「支援のバトン」を渡してもらおう

一斉指示が
伝わりにくいので
指示は個別に
出してほしい
時間割の変更は
早めに伝えて
小学校の先生
中学校の先生
教科担当
教員と
共有します

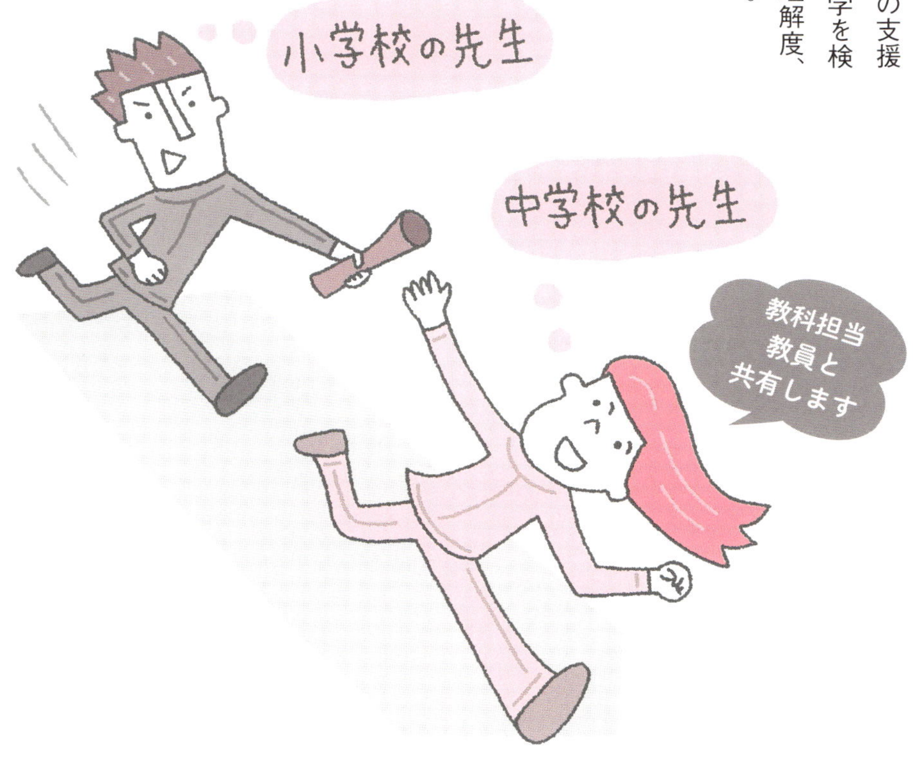

中学進学

# 入学前に教員と面談して特性を伝え、支援を求める

親の言葉で子どもに必要な支援や配慮を直接伝えると、より学校現場で実践しやすく、教員との信頼関係の構築にもつながります。

**教員と会って話すことで、より支援が得られやすい**

中学入学前に面談を申し込むと、多くの場合、特別支援教育コーディネーター、副校長（または教頭）、学年主任などが対応します。中学校生活を送る上で必要な支援と配慮について懇談し、十分な対応を求めましょう。伝えたいことは文書に簡潔にまとめて、それを見ながら説明すると伝えやすく、中学側も受け取りやすいでしょう。

面談に小学校6年生の担任の先生に同席してもらったところ、より具体的に伝えられたというケースもあります。こうしたプラスアルファがあるだけで、子どもの教育環境は大きく変わります。

## 個別の教育支援計画・指導計画があるとベスト

学校生活で必要な支援と配慮は、「個別の教育支援計画」「個別の指導計画」のもとで実施されるのが理想です。これらを小学校にいるうちに作成してあれば、進級のときに次の担任へ、進学のときに進学先に引き継がれ、その都度、親が新しい担任や進学先に詳しい説明をする必要はなくなります。できれば小学校のうちに担任に相談して、作成してもらうとよいでしょう。未作成の場合は中学校に入ってからでも◎。

**個別の教育支援計画**

学習面での様子、子ども、親の願い、支援目標や医療、福祉などの関係機関との連携などを記載。

**個別の指導計画**

子どもが苦手な部分を補う具体的な配慮策などを記載。

**進級・進学時に引き継がれる**

面談

## 子どもの特性は具体的に伝えよう

**親** 教科書や学校からの手紙など、あらゆるものを忘れて帰宅します。

**先生** ホームルームのあと、持ち帰るものを確認しながらカバンにしまうようにしましょう。

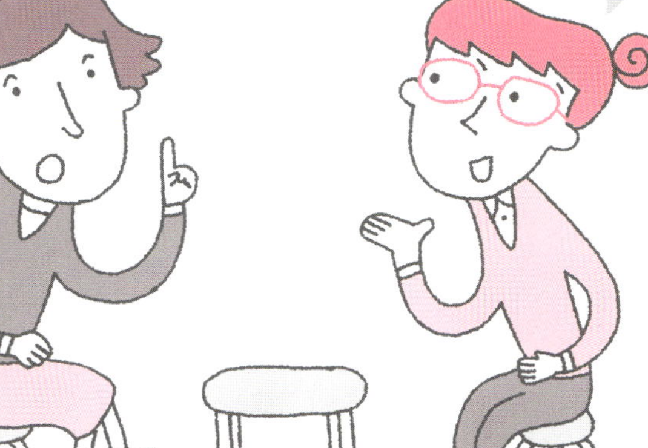

**親** 通級指導教室に通う予定です。不在中の授業の内容がわかるようにしてもらいたい。

**先生** 板書は写真で記録するか、仲のよい生徒にノートを見せてもらう、配布プリントはあとでまとめて説明するようにしましょう。

**親** 急な変更が苦手です。時間割や担当教員の変更は早めに伝えてもらえますか？

**先生** 変更がわかったら、早めに伝えるようにします。教科担任の先生とも共有しておきます。

**面談のよいところは、親と学校がよりベストな支援、配慮について考え、実践できること**

中学進学

# 通級指導教室は本人の気持ちを優先して検討を

中学校で通級を利用するかしないかは慌てて決めることもありません。学校生活に慣れてから検討し、必要なら担任の先生や特別支援教育コーディネーターに相談しましょう。

## 通級指導教室は、ハードルが高くなることも心理的な

公立中学にも通級指導教室（通級・33ページ）がありますが、全国的に小学校よりも設置数は少なく、通級指導教員が学校を巡回して指導する「巡回通級」がメインの自治体もあります。小学校まで通級に通っていた子でも中学生になると他の子との違いや通常授業を抜けることへの抵抗感、部活動などの関係から、利用に消極的になりがちです。

通級に通うかどうかは、子どもの状況や心理面を考慮して、本人とよく相談しながら検討するとよいでしょう。一方で中学生になってから通級の必要性が高まり、希望することもあります。その場合はまず学校に伝え、一連の流れ（左上）を踏むことにな

### 小学校で通級を利用していた場合

**中学校でも継続したい**

年度末に親、小学校の担任の先生が子どもの状況を確認し、本人とも相談、検討し、必要であれば指定の中学校の通級を利用する。

**中学校からは希望しない**

学習面、生活面のフォローは家庭と学校で。学習塾や放課後等デイサービス（67ページ）の利用が検討されることも。

## 中学校で初めて通級を希望する場合

**学校（担任の先生など）に相談**

↓

**学校や家庭での情報収集後、通級指導教室の教員との面談や通級指導教室の見学など**

↓

**教育委員会による審査**

※医師の意見書を求められることもある。
※判定結果で利用が認められないことも。
※手続きは学校や自治体によって様々。
※申請に必要な書類については地域の教育センターに問い合わせを。

↓

**判定** → **通知**

ります。

なお専門機関による療育は、その年代に合わせた内容を実施します。療育を受けているなら中学入学後も継続することで、より生活がしやすくなります。こちらは継続するとよいでしょう。

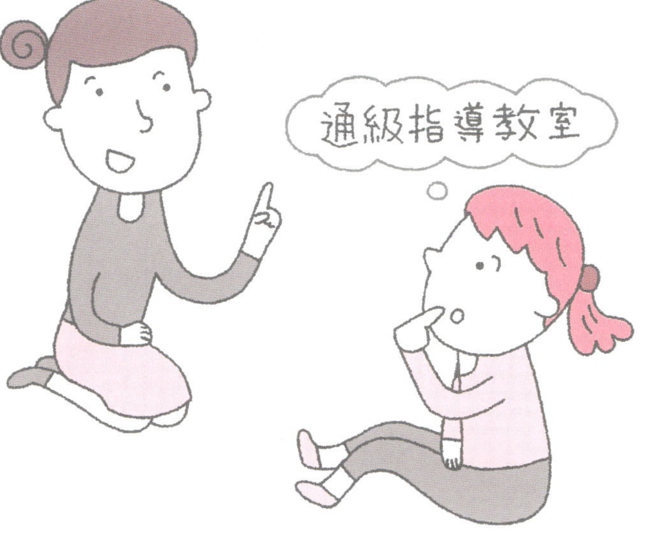

中学進学

# 親の理解と適切な対応で安定した中学校生活を

発達障がいのある子にとって中学進学は、生活、学習レベルなど、すべてにおいてハードルが上がります。「親は子どもの理解者であり支援者」という気持ちで、学校生活を応援して。

## 小学校と中学校は、こんなに違う

**授業時間が長くなる**

小学校は40～45分、中学校は50～60分と授業時間が長くなる。一日の時限数も増え、学習に取り組む時間が長くなる。

**教科ごとに先生が変わる**

小学校は音楽などの一部の教科を除き、授業はすべて担任の先生が担当する。中学校は教科ごとに担当の教師が変わる。

### 子どもの置かれた状況を理解して、対応に努める

小学校と中学校では生活環境がガラリと変わり、やることも増え、勉強も難しくなります（上参照）。苦手なことが多いわが子に、より一層のフォローは欠かせません。また、中学になると急に成長したように感じ、「もう中学生なんだから」と、大人扱いしがちです。でも発達障がいのある子は同年齢の子より苦手なことが多く、急に突き放されると子どもは「中学生なのにこんなこともできない」と卑下して、自暴自棄に陥ることもあります。

わが子はまわりの子の3分の2程度の年齢のつもりで、できないことにはアドバイスをしながら少しずつできることが増やせるように支援しましょう。

**帰宅時間が遅くなる**

小学校より下校時間が遅く、部活動に参加している子はさらに帰宅時間が遅くなる。自宅での自由な時間が減り、疲れることも。

**定期テストがある**

中学に入ると決まった時期に「中間」「期末」「学年末」といった定期テストがあり、テストの点数が成績評価に反映される。

**授業のスピードが速くなる**

小学校よりも教科書も厚くなり扱う内容が増え、授業のスピードもアップ。日々、復習しなければついていけなくなることも。

**中学校生活は変化が多く、学習レベルも高度に。発達障がいのある子にとってハードルが高いことを理解して**

**親の対応**

**「中学生になったから」と急に大人扱しないで、苦手なことは助けて、少しずつ自分でできるようにする**

明日は体育があるわね

明日の学校の用意をしたら一緒に確認する

家庭での会話から「その場合はこう答えると相手は嫌な思いしないよ」など、コミュニケーションスキルをつける

提出物は必ず親子で確認する

プラス！

**学校生活で心配なことは担任の先生と情報共有しながら、学校と家庭の両輪で対応を**

高校進学

# 早めに関心のある高校の情報を集めよう

高校は発達障がいのある子への理解も支援体制も、学校によって様々です。どの高校がわが子に合っているのか調べて、早めに対策を練ることが大切です。

## 高校によって支援体制にばらつきがある

高校における特別支援教育の理解や、発達障がいのある子に対する支援体制は整いつつありますが、全体で見るとばらつきがあります。大きな理由に「公立と私立の違い」があり、公立高校は都道府県の教育委員会の管轄下にあり、教育委員会の指導のもとで特別支援教育コーディネーターの配置など、同一の支援体制が敷かれています（48ページ）。一方私立高校は、都道府県教育委員会の所掌ではないため、各学校の考えに委ねられているといえるでしょう。

高校進学になると私立という選択肢が増えてきますし、基本的な支援はあるとはいえ公立高校にも温度差があり、望むような支援が受けられるかどうか

## 公立高校と私立高校の違い

| 公立高校 | 私立高校 |
| --- | --- |
| ●都道府県の管轄 | ●学校法人 |
| ●特別支援教育は義務化され、特別支援教育コーディネーターの配置など、一定の支援体制が敷かれている。 | ●特別支援教育は学校の考え方に委ねられる。中には発達障がいなど障がいのある生徒を積極的に受け入れる私立高校もある。 |
| ●都道府県内で教員の異動がある。 | ●教員の異動が少ない。 |

※一般的に学費は、私立は公立の約２倍程度高くなる。

もわかりません。そうした状況の中での高校選びは悩みますが、それを踏まえて中学2年生頃から高校進学について親子で相談したり、親の会（37ページ）で評判を聞いたりして、関心のある高校の情報を集めておくことが大切です。



## 高校選びは早めに！

中学２年生を目安に……

担任の先生や進路指導の先生に相談

関心のある高校をピックアップ

**情報収集**

関心のある高校について、担任や進路指導の先生や、親の会に加入していればそこから情報を集める。

絞り込む

**学校見学**

学校のホームページで学校見学・説明会の日程を調べ、申し込んで参加する。早いところで６月頃から始まる学校もあるので早めにサイトをチェックして。私立高校では、個別面談を申し込むと応じてくれるところも多い。

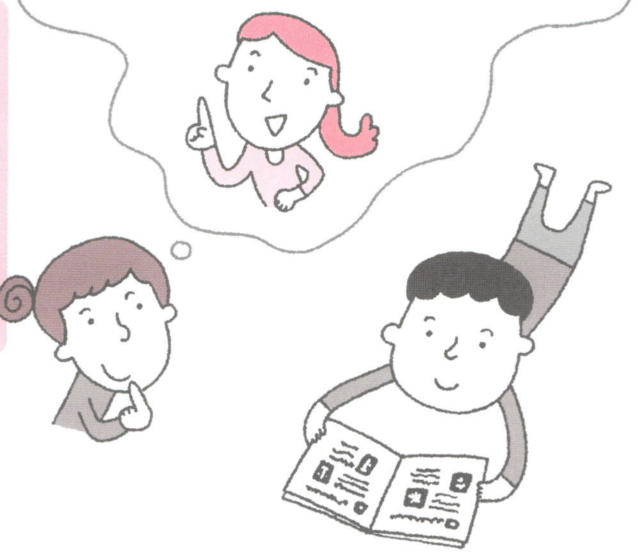

高校進学

# 公立高校で受けられる特別支援教育

公立高校では、生徒一人ひとりが特性や能力を活かし社会で活躍できるよう、特別支援教育の体制が敷かれています。その概要を簡単に紹介しましょう。

**学習、生活状況を踏まえ、先生と相談しながら志望校選びを**

小・中学校の通常学級に特別な教育的支援を必要とする児童・生徒が8・8%在籍する（30ページ）ことから推測しても、高校への進学率が98・7%を超えた今、高校によってバラツキはあるものの特別な支援を必要とする生徒はどの高校にも在籍します。そうしたことから公立高校では同一の支援体制のもとで、特別な支援や配慮が必要な生徒に対して必要な支援を行う取り組みが進んでいます。

公立高校の受験を希望する場合、その高校のレベル、支援の状況と現在の学習状況や生活が適切かどうか、中学校の担任の先生や進路指導の先生とよく相談しましょう。

**入学選抜試験**

発達障がいなどの障がいがある場合、申請すれば別室での受験、試験時間の延長など、特別な配慮の上で試験が受けられることも。希望する場合、担任の先生や特別支援教育コーディネーターに相談を。

↓

**合格・入学**

↓

**中学校から支援の引継ぎ**

個別の教育支援計画・指導計画（40ページ）があればそれを活用しながら引き継がれる。

左上に続く

## 親や本人が具体的な支援を求める

公立高校

### 主な特別支援教育の内容

**教員同士の情報共有**

教科担任と配慮するべき内容を共有し、学習、生活を支援する。

**個別の教育支援計画・指導計画**

中学から引き継がれたものをベースに、定期的な見直しも行う。

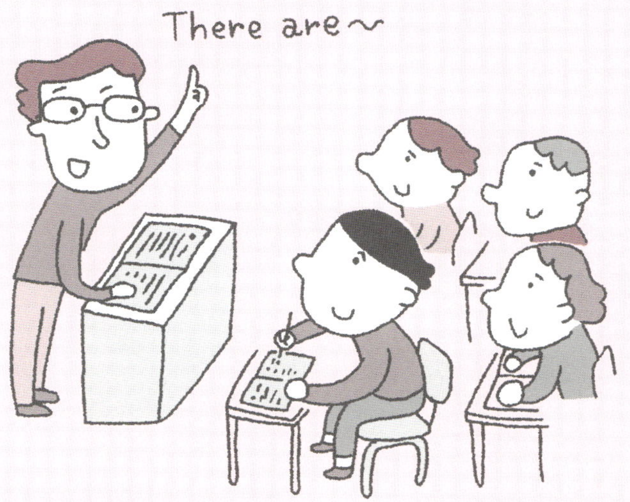


**特別支援教育コーディネーター（31ページ）の設置**

**特別支援教育支援員の配置**

特に支援が必要な高校に対して、学習、生活活動上のサポートを行う者を配置して、支援の充実を図る。

**関係機関との連携**

教育センター、発達障害者支援センター（28ページ）、精神保健福祉センター※など外部の関係機関と連携したフォローを行うことも。

**通級による指導（他校通級）**

生徒が他の学校に設置した通級指導教室に定期的に通い指導を受ける。2018年から高校でも可能に。

※精神保健福祉センター……心の健康や精神疾患について専門的な業務を行う公的施設で、全国都道府県に設置されている。

# 多様な選択肢の中から子どもに合った高校を

普通科、専門学科、職業高校……。高校には様々な選択肢があります。支援体制も含めて親子で相談しながら、子どもが楽しく無理なく通える高校を選びましょう。

## 子どもが無理なく通学できることが大切

高校は「公立か私立か」の他に、国語、数学、外国語など一般教科を中心に学ぶ普通科、専門的な知識や技術を中心に学ぶ専門学科、商業、工業、農業、水産高校などの職業高校、自宅学習がメインの通信制、夜間通う定時制など、多様な選択肢があります（下参照）。

発達障がいのある子の場合、「今まで勉強に苦労したので、無理せず卒業できる高校に行きたい」と、自分の学習レベルに合った普通科に進むこともあるでしょう。「得意なことを伸ばして将来に役立てたい」という場合は専門学科や

## 高校の種類と特徴

### 普通高校

**普通科**

進学を目指し、国語、数学、外国語、歴史など一般科目が中心。学年が上がると文系、理系に分かれることもある。

**専門学科**

情報、家政、工業、農業、商業、福祉など、専門教科が中心。

**総合学科**

幅広い選択科目から興味のあるものや将来の進路に沿ったものを選び、自分で時間割を組んで履修する。1994年に導入された新しい学科。

### 職業高校

特定の職業に就くための専門教育を行う。商業、工業、農業、水産、工芸高校の他に、鉄道専門の高校などジャンルは様々。

### 通信制高校

基本的に自宅学習でレポートを作成、提出して添削指導を受ける。月に2回程度の対面授業もある。

### 定時制高校

夜間（一部は昼間）に学び、修業年限は3年以上。学年の区別がなく卒業までに決められた単位を習得すれば卒業できる単位制もある。

職業高校、毎日登校するのがつらい子は、通信制高校に進む場合もあります。

高校は所定の単位を取得しなければ留年もありますし、問題行動を起こした場合、程度によっては停学や退学になることもあります。そうしたことからも、まずは子どもが無理なく安心して通える高校選びが優先されます。

子どもが関心を持った高校のオープンスクールや公開授業に参加する、個別面談を申し込んで学風を聞くなど積極的に動いて、「この高校に行きたい！」という子どもの気持ちを大切にしながら、子どもに合った高校を選びましょう。

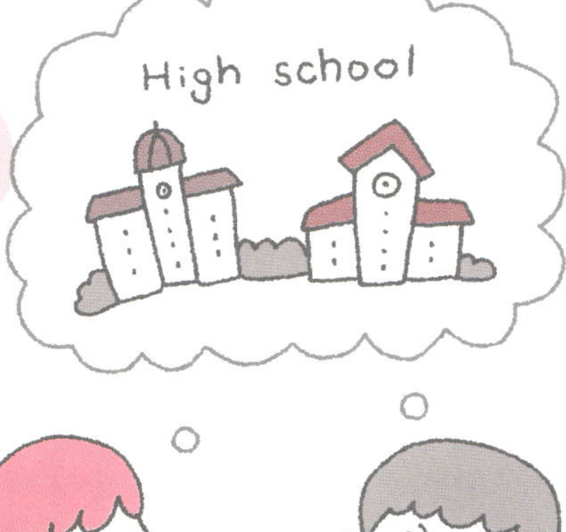


自分の
レベルの高校で
ゆっくり学びたい

登校はつらいので
通信制がいい

ものづくり、
デザイン……
興味のある分野を
学びたい

この高校に進みたい！

受験に向けて
応援！

入学選抜試験

高校進学

# 成績がよい、悪いに関係なく学校に支援を求めよう

抜群に成績がよくてもコミュニケーション、行動面などに課題のある子は学校生活、社会生活に課題を抱えがち。子どもの特性を包み隠さず学校に伝え、支援を求めましょう。

## 「成績がよいから安泰」というわけにはいかない

発達障がいのある子には、抜群に成績のよい子もたくさんいます。その場合、コミュニケーションや行動面で問題を抱えていても、親は「成績さえよければなんとでもなる」という考えになりがちです。そうして進学校に合格すれば「次は有名大学へ」とりあえず偏差値だけで次の進路を決めてしまうこともよくあります。確かに学習面で目だった困難さはなくても、対人関係や生活面で苦労して、高校生活がつらくなることもあります。

公立高校の場合、特別支援教育の理解は進んでいて、偏差値が高い、低いに関わらず「一定数の発達障がいのある子が在籍している」という認識の学校は増えています。希望校に入学が決まったら、「成績さえよければ……」の考え方は封印し、発達障がいであること、あるいはその可能性が高いことを高校に伝えて、理解と支援を求めましょう。

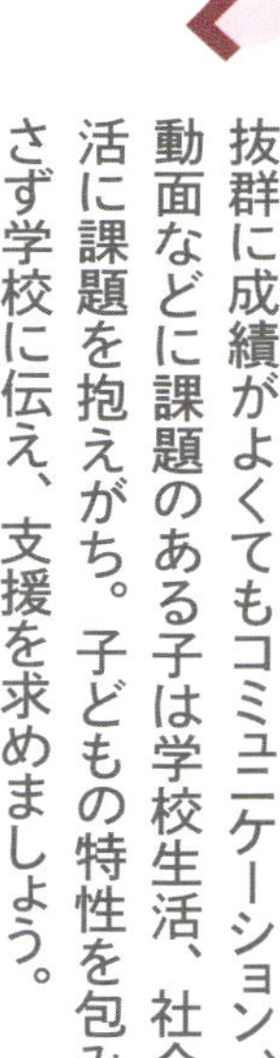

## 成績がよくても支援は必要

進学校に入学

高校に支援を求める

まわりの理解のもとで安定した高校生活

大学などに進学

支援の求めなし

まわりの理解が乏しく対人関係に苦労するなど課題を抱え、学校生活がつらくなる

進路に影響することも

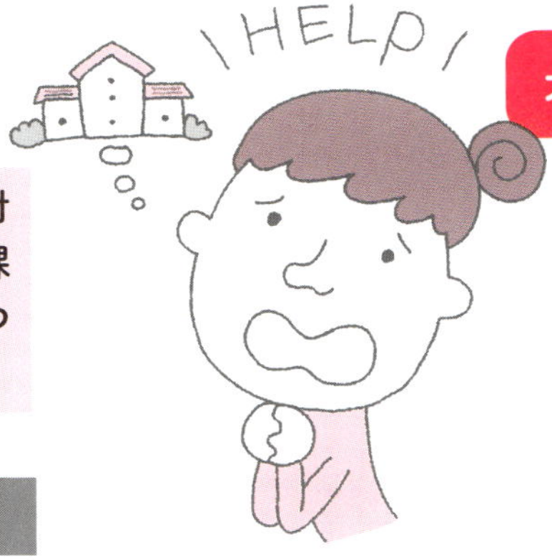

HELP

### 得意なことを活かせる職業選択について考えておこう

場の空気や相手の気持ちが読めない、思ったことをすべて口に出してしまうなどコミュニケーションに課題がある反面、興味のあることに没頭し、納得できるまで調べたり、追究したりする能力に優れている……。

こうした特性のある子の職業を考えたとき、人とのコミュニケーション能力を必要とする接客業や営業職は苦手で自信をなくすかもしれません。それよりも一人で作業を進めるエンジニアや技術職、科学分野や芸術分野などで才能を伸ばすことがあります。この先「とりあえず就職できれば」と、特性にそぐわない仕事に就いて生きづらくなるより、親が子どもの特性に気づいた時点で、将来の方向性について考え、折を見て親子で話し合っておくとよいでしょう。そこからその子に合った進路が見えてくることがあります。

エンジニア　学者　技術者　研究者

大学進学

# 大学進学は安易に決めず、先を見越して考えて

「大学に入れば就職もなんとかなる」は大きな誤解。「大学に入ること」より「将来の目的」を明確にし、そのために大学が必要かどうかを検討しましょう。

## 卒業後の就労まで視野に入れ、なぜ大学に進むか話し合って

18歳人口の減少に加え、学力試験だけにとらわれない大学も増え、今は希望すれば多くの人が大学に入れる時代です。そうしたことから「友達が大学に行くから」「大学ぐらい出ておかないと」と、将来像が描けないまま流されて大学に進む子もいます。しかし安易な大学進学は、その後の進路を困難にすることがあります。大学は中・高と違って、学生生活も就職活動も学生が主体です。先の見通しの立てにくい子は、自分で履修計画を組んで授業を受けることに苦労します。コミュニケーションに課題を抱える子は、人間関係で悩んだり、就職活動では面接で失敗を繰り返したりして自信をなくすこともあります。

## 就労に向けた社会的支援

障害者手帳の取得
➡98ページ

ハローワーク（公共職業安定所）
➡128ページ

障害者就業・生活支援センター
➡122ページ

ジョブカフェ
➡140ページ

地域障害者職業センター
➡124ページ

就労移行支援事業所
➡132ページ

また遠方の大学に通う場合、一人暮らしをしながら遅刻せずに通学できるかなど、生活面も気になります。

こうした現実的なことをよく話し合い、その上で子どもが大学進学を希望するなら卒業後の就労に向けて利用できる社会的支援の情報（右下）を集めるなど、先を見越した対策を練るようにしましょう。

なお、大学生になってもまわりの支援は必要です。国公立大学は、障がいのある学生から特別な配慮や支援の申し出があった場合、適切に対応することが義務付けられています（私立大学は努力義務、令和6年4月から義務化）。

大学に入学が決まり、授業や試験などの学習面、生活面などで支援や配慮を求める場合、事前に学生課や学内の保健センターなどに問い合わせ、担当窓口から必要な手続きを行いましょう。独立行政法人「日本学生支援機構」のホームページには、発達障がいのある学生への配慮の具体例が報告されています。こちらも参考にするとよいでしょう。

独立行政法人日本学生支援機構　https//www.jasso.go.jp

大学に入ることが
目的になっていないか？
卒業後の
就職は？
大学で
何を学ぶ？
University
High school
卒業

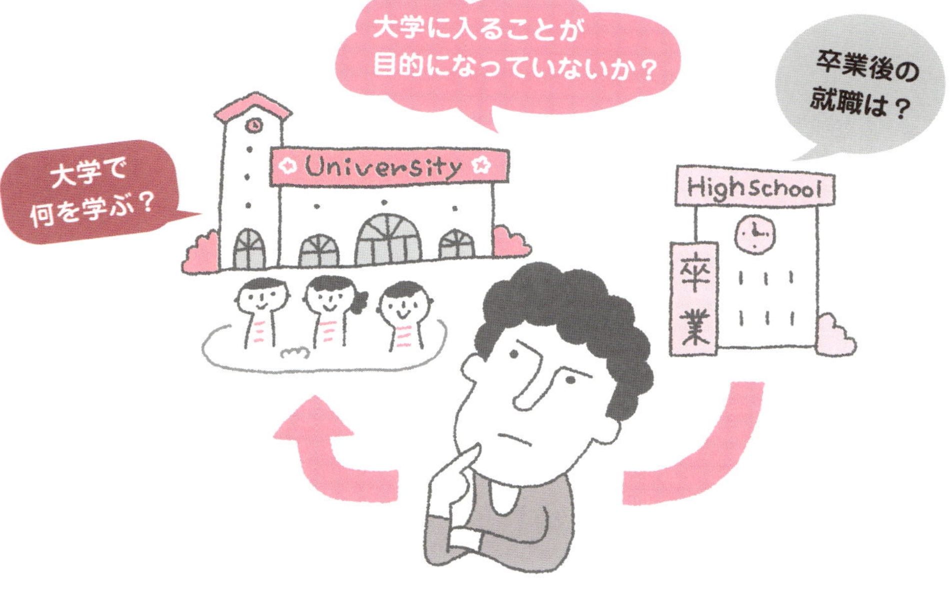

# 専門的な職業教育を行う高等特別支援学校

**就職に有利なことから人気が高く、希望者も多い**

高等特別支援学校は、一般企業や公的機関などへの就職の可能性の高い軽度知的障がいのある生徒を対象にした学校です。幼稚部～高等部が併設された特別支援学校（旧・養護学校）との違いは、高等部単独で設置されていること、適性検査による入学選抜があること、国語や数学などの一般教科の他に、学校独自の職業に関する専門教科が充実し、徹底した就労教育を実践していること、などです。

発達障がいを併せ持つ生徒も数多く進学し、単独校の他に公立高校に分教室を併設している県もあります。一般企業への就労を目指す生徒の人気は高く、全国的に新設も進んでいます。

高等特別支援学校は、手厚い職業教育や高い就職率から、就労を目指す軽度知的障がいを伴う発達障がいのある子の入学希望も増えています。条件が合うなら、選択肢に入れても。

進路選択の一つとして本人、担任の先生や進路指導の先生と相談し、希望するなら学校見学や個別相談を申し込むとよいでしょう。

## 志願者の条件

特別支援学校中学部や公立中学の特別支援学級に在籍している生徒。または中学の通常学級に在籍している生徒で、療育手帳（98ページ）を取得、または取得見込みである生徒。

※発達障がいに加えて知的発達の遅れを伴う場合は条件にかなうが、そうでない場合、学校によって対応が異なる。子どもが志願要件を満たしているかどうかは必ず入学を希望する学校に確認を。

## 入学から就労までの流れ

個別相談、出願方法、選択学科などの詳しい情報は、
入学を希望する学校のホームページでチェックして。

### 個別相談

個別説明は各校で実施。希望する学校に直接連絡を入れて、日時を決める。

出願

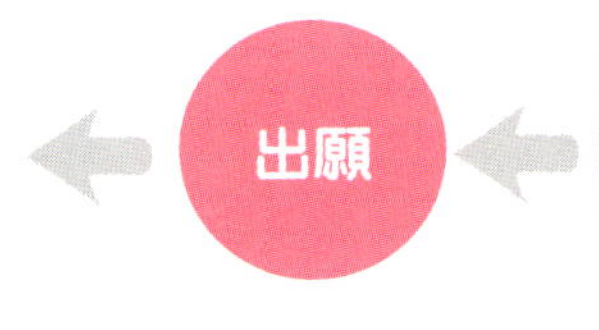

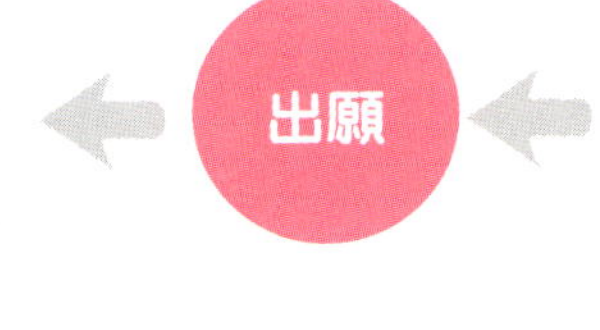

### 入学選考（適性検査・面接など）

将来、企業就労を実現するために必要な基礎的な知識・技能を獲得できる能力・意欲について把握するために実施。

**合格・入学**

### 3 年間の学校生活

一般教科の他に実習をはじめとした専門的な職業教育を受ける。

卒業
就労

職場定着を図るため、卒業後、おおむね３年間の支援を行う。

働くための
学びがいっぱい！
充実した
職業実習
インターンシップ、
企業実習

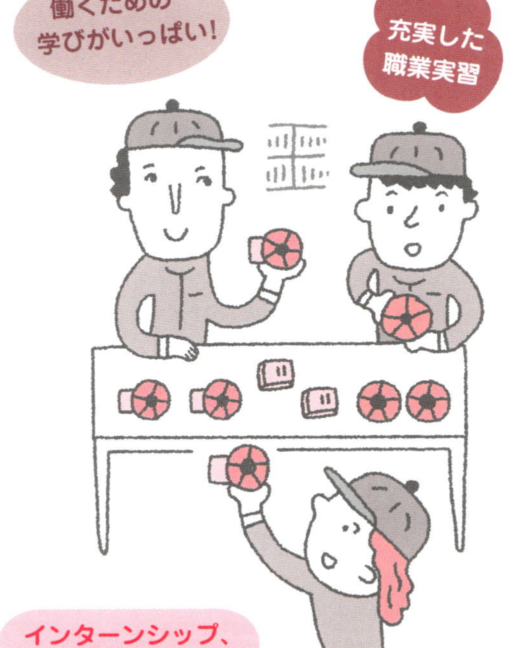

# 高等特別支援学校の充実した職業教育

多くの高等特別支援学校では、すべての生徒が就労できるように独自の学科や専門コースを設けて、職業教育に取り組んでいます。その内容を少し具体的に見てみましょう。

## 実践的で熱心な職業教育で、すべての生徒の就労を支援

高等特別支援学校では、国語、数学、英語、理科などの普通教科と、流通、サービス、福祉、情報処理などといった職業に関する専門教科が学べます。専門学科の分野は学校によって様々です。多くの学校に雇用現場を再現した実習室が設置され、実践的な職業教育が受けられます。企業実習やインターンシップでも単位が取得できる「デュアルシステム」（働きながら学ぶ、学びながら働くことにより若者を職業人に育てる職業システム）の採用や、教員が積極的に地域に出てネットワークを作り、商店街などでの作業実習をカリキュラムに取り入れるなど、個々の職業能力の獲得に成果をあげています。

### 療育手帳の取得で悩んだら……

高等特別支援学校の志願条件に「中学の通常学級に在籍している生徒で、療育手帳（東京都は愛の手帳、98ページ）を取得、または取得見込みである」という項目があります。親は高等特別支援学校への進学が望ましいと思っていても、通常学級で学ぶ子の場合、「手帳を取得すると障がいを認めたようで受け入れられない」ということも。この場合、親の考えは無理に押し付けないで、本人と一緒に学校見学に出かけて実習の様子を見たり、就労について親子で話し合ったりして、本人の気持ちの変化を見守りましょう。仮に入学をあきらめて別の進路を進んだとしても、公的機関の利用などによる就労支援は受けられます。

※東京都の場合は愛の手帳がなくても、医師の意見書で入学が認められることもある。

## 高等特別支援学校の学びの例

### 基礎学科

国語、数学、理科、社会、英語、家庭、体育、保健、コミュニケーションなど。

**職業に関する専門学科**

### 校内学習

職業教育に対応した講義、実習教育で知識、技術を習得する。

例 ロジスティック、情報処理、流通・サービス、福祉、環境・園芸、農業、ものづくり、など。

### 校外学習

主に卒業生が就労している職場を中心に、職場見学や実習を体験。3年生で長期実習（インターンシップ）を行うことも。

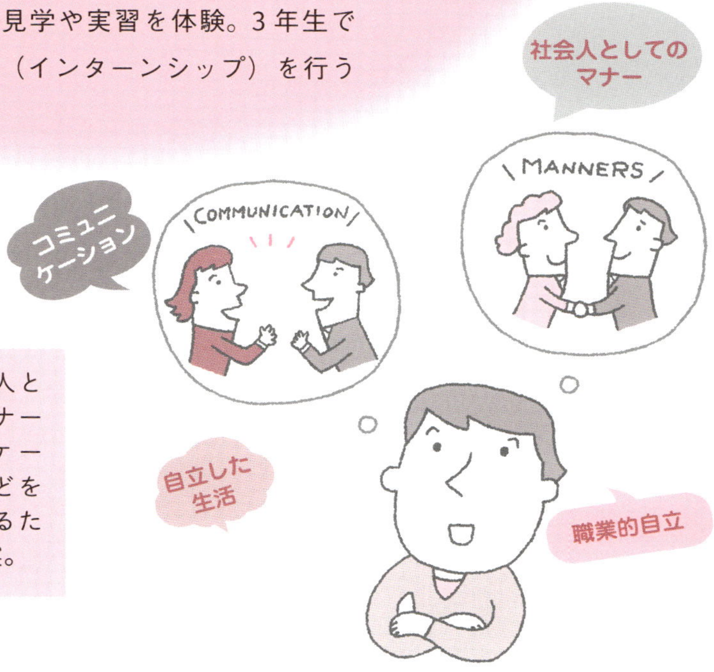

社会人としてのマナー

MANNERS

コミュニケーション

COMMUNICATION

自立した生活

職業的自立

社会人・職業人として必要なマナーやコミュニケーション能力などを適切に習得するための教育も充実。

column

## 発達障がいと不登校

「不登校」とは、学校に行きたくても行けなくなってしまう状態のこと。近年、爆発的に増えている社会問題の一つです。不登校は小学生より中学生のほうが多い傾向ですが、小学生もあとを追うように増えています。

不登校になる子の中に、発達障がいのある子、その傾向のある子が含まれていることは容易に推測され、背景にはコミュニケーションの問題、多動や衝動性によるトラブル、遅刻や忘れ物、勉強についていけないといった特性があります。

この場合、「発達障がいがあるから不登校になる」というよりも「発達障がいがあることが親やまわりの人に気づかれず、理解されない子が生きづらさから不登校になる」という認識が正しいでしょう。

不登校というサインを出すまでに、子どもは学校で大変つらい思いをします。子どもを守るためにも発達障がいの傾向があるなら、療育機関や専門医に相談して支援を求め、適切に対応することが第一です。

### 不登校の定義

文部科学省の定義では、年間に連続または断続して30日以上欠席した児童・生徒のうち、なんらかの心理的・情緒的・身体的、あるいは社会的要因・背景により、登校しない、あるいはしたくでもできない状況にあるものとされている。なお、この定義にあてはまらない「不登校傾向のある子」も増加傾向にある。

Part3

# 将来のために<br>今から親にできること

# 発達障がいのある子の親は、将来がいちばん気がかり

子どものうちは親の庇護のもとで生きていけても、ゆくゆくは自力で生きていかなければいけません。子どもが自立して生きるために、今からできることを始めてみましょう。

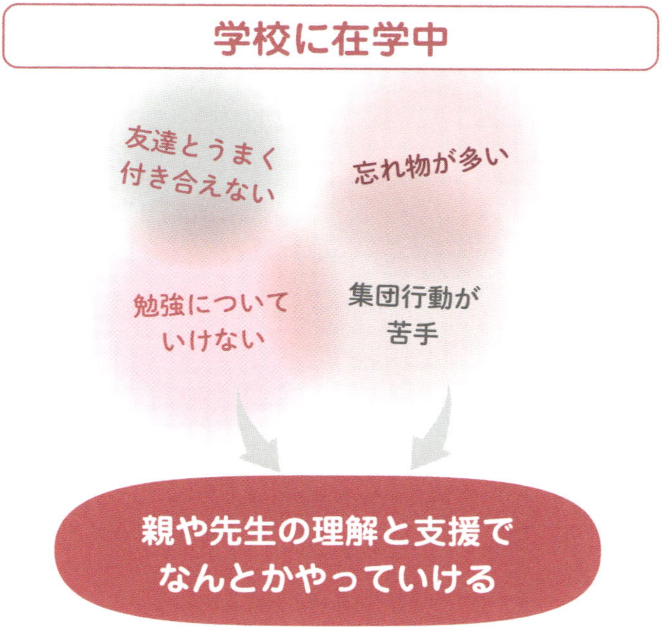

学校に在学中

友達とうまく付き合えない

忘れ物が多い

勉強についていけない

集団行動が苦手

親や先生の理解と支援でなんとかやっていける

## 社会に出たとたん、自立を求められる

わが子に発達障がいがあることがわかったとき、真っ先に心配するのが「ちゃんと学校生活が送れるの？」「将来、社会人・職業人としての生活が送れるの？」ということでしょう。

まだ児童・生徒のうちは、困ったときは学校の先生など周囲の助けがありますが、大人になり、自立した社会人とみなされるようになると、そうはいきません。将来子どもが適性に合った仕事に就き、穏やかな生活を送るために、今から親にできることはたくさんあります。64ページから具体的な方策を解説しましたので、ぜひ役立ててください。

## 社会に出てから

遅刻が多い

指示を忘れて
業務に支障が出る

職場でコミュニケーションが
とれない

人間関係で
トラブルが多い

**発達障がいの特性が目立ったままでは、社会に出てから苦労する**

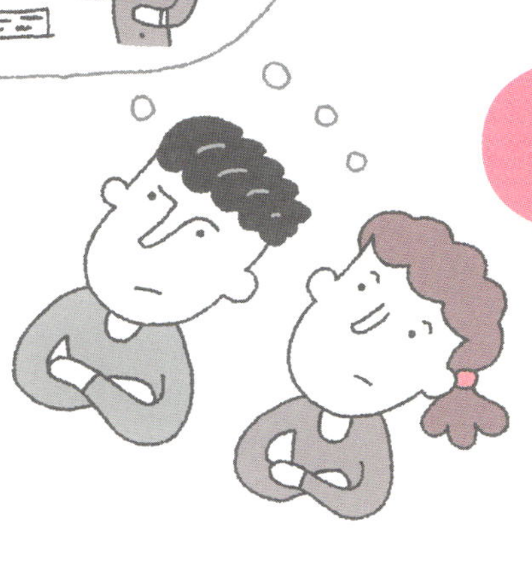

**親がいちばん心配するのはココ！**

# 子どもの将来のためにもなるべく早い療育を

**得意なことにアプローチして、「できない」を「できる」に変える**

「療育」とは、心身に障がいのある子が自立して生活できるように支援する治療教育のこと。その子の特性に適したアプローチをしながら「できること」を増やして、社会生活への適応を目指します。例えば忘れ物が多い子なら、物の置き場を決めて、行動をパターン化することで忘れ物が減らせます。発達障がいのある子は視覚優位なことも多く、耳で聞くより、目から入った言葉のほうが理解しやすいなら、絵カードに書いて見せれば苦手はクリアできます。療育はその子の優位な部分にアプローチしながら、少しずつ「できないこと」を「できること」に変えて、生活しやすくすることが可能です。

療育は、発達障がいのある子の「生きにくさ」を緩和することを目指し、自立して生きていくためにとても有益です。

## できれば**高校入学まで**に療育を

**療育は早ければ早いほどよいですが、発達障がいは個性か障がいかがはっきりしにくいこともあります。まずは専門家に相談して、必要なら遅くとも社会性や常識が必要になる高校生になるまでに受けておくとよいでしょう。療育は、発達障がいとはっきり診断がつかなくても受けられます。その場合、受給者証※が必要になるので、主治医に相談を。**

療育で生きやすく！

Ryoiku

※受給者証…障がい福祉サービスを利用するために必要な証明書で、市区町村が交付。申請には医師の診断書や意見書が必要。

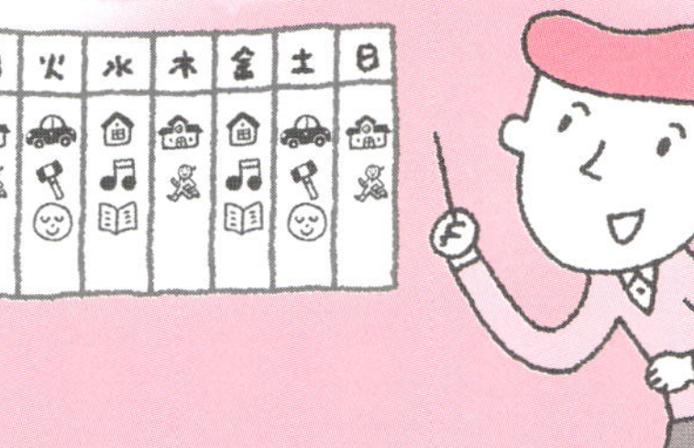


**療育は苦手なことより得意なことにアプローチして、できることを増やす**

メリット！

**生活がしやすくなる**

親が専門家による療育を見て学び、家庭でも実践できる。

メリット！

**療育で身につけたことは将来に活かせる**

療育が受けられる施設は次のページで！

# 療育が受けられる専門の施設

## 地域の療育センターに相談するのが近道

療育は専門の施設で受けられ、いちばん身近なのは地域の療育センターです。

療育センターは、医療と療育の両面から子どもを支援するための施設で、検査や診察などで状態を把握し、理学療法士、作業療法士、言語聴覚士などの専門家が、児童精神科医の指示のもとでプログラムを作成し、子どもの特性に合った療育を行います。

また親の悩みや不安については、ケースワーカーが相談にのってくれます。遠慮なく申し出るとよいでしょう。療育を受けられる施設を左ページにまとめました。

### 療育までの流れ

（療育センターの場合）

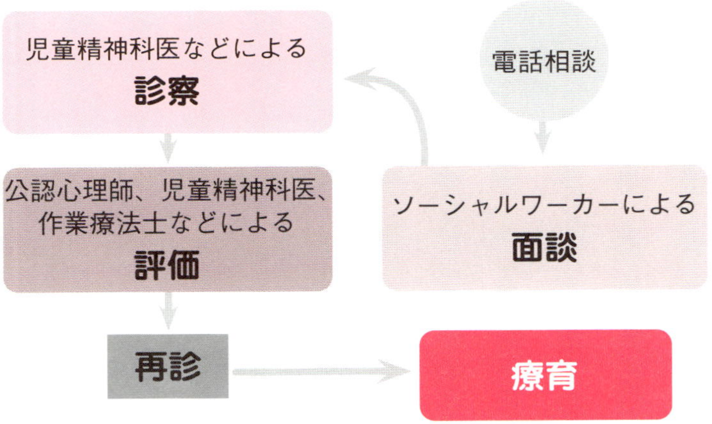

電話相談 → ソーシャルワーカーによる 面談 → 児童精神科医などによる 診察 → 公認心理師、児童精神科医、作業療法士などによる 評価 → 再診 → 療育

※上記は療育センターの一般的な流れです。
詳しくは最寄りの療育センターに問い合わせを。

発達障がいが指摘されるまで「療育機関の存在すら知らなかった」という人がほとんどでしょう。通いやすさ、療育内容、費用なども考慮して、適切な施設を選びましょう。

## 療育が受けられる施設

療育は「療育センター」など地域の中核的な療育支援施設と、放課後等デイサービスや個人開業の発達クリニックなどで受けられます。費用は、公的施設は所得に応じて利用者負担額の上限額が異なります。詳しいことは施設を検討したときに直接聞いてみましょう。

※公認施設では、満３歳になって初めての４月から就学までの３年間の費用はかかりません。

### 放課後等デイサービス

障がいのある子どもや発達に特性のある子どもをサポートする通所施設の一つ。放課後や長期休暇期間に生活、学習などの療育プログラムを提供する。

### 地域の療育センター

地域における療育の中核施設として、主に社会福祉法人が運営。エリアを分け、２カ所以上設置されている地域もあるので、通いやすいところを選ぶとよい（療育までの流れは右ページ下）。

### 個人開業の発達クリニック

発達障がいを専門に診る児童精神科医が開業している発達クリニックで、療育が受けられることも。

### 専門家による家庭療育

作業療法士や言語聴覚士などの専門家が自宅に訪問して療育指導してくれる。費用は出張費を含めて高額になることも。

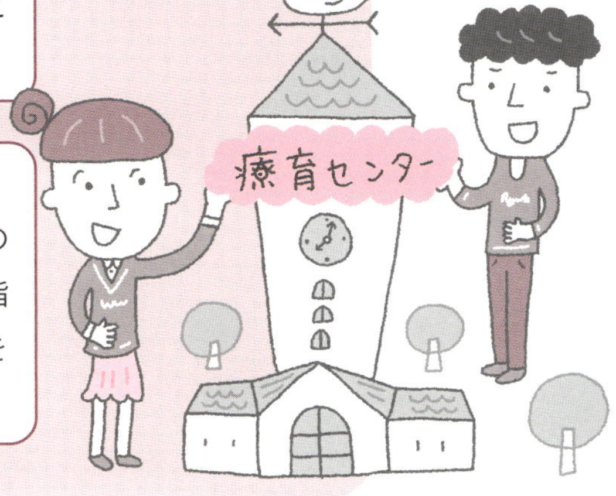

# 子どもの得意なことを見つけて将来につなげる

## うちの子は何が得意で苦手なことは何か？

「コミュニケーションが苦手」「こだわりが強い」など、発達障がいのある子は、様々な課題を抱えています。でも「興味のあることには没頭する」という自閉スペクトラム症の人が、仕事で興味の持てるテーマと出会うことで、世の中のためになる製品を開発する可能性は大いにあります。こだわりの強い人なら、そのこだわりを仕事に活かすこともできます。

子どもが特性を活かした仕事に就き、充実した人生を送るためには、親が早いうちから「わが子の得意なことと不得意なことは何か」を知り、子どもにとってどんな進路が幸せなのかを考え、進むべく道を親子で相談しながら決めていくことが大切です。

「生きやすさ」のためには、苦手さを改善しようとするより得意なことを伸ばすほうが得策です。そして「得意なこと」は、子どもが進路を決めるときの大切なカードになります。

### 知能検査でも得手不得手の傾向がわかる

知能検査を受けると脳機能の凸凹がわかり、得意なこと、苦手なことが把握しやすくなります。一般的な知能検査は「WISC（ウィスク）検査」（下）で療育・医療機関で受けられます（有料）。学校でも受けられ、多くは特別支援教育コーディネーターが実施します。検査後に説明を受けて、具体的な話を聞くとよりわかりやすいでしょう。

#### WISC 検査

言語機能は発達しているけれど、記憶力が極端に弱いなど、脳機能の凸凹を客観的に評価することができる。5 歳以上 16 歳未満が「WISC」、16 歳以上になると「WAIS」（ウェクスラー成人用検査）が用いられる。

# 得意なこと、苦手なことを知ろう

子どもの日々の様子を観察すると、
得意なこと、苦手なことが見えてきます。

例

手先が
不器用

人とのコミュニケーションが
苦手

ピヨ

興味のあることに
没頭する

見たことは
よく覚えている

楽器の演奏が
得意

耳で聞いたことの
暗記は苦手

パソコン操作が
得意

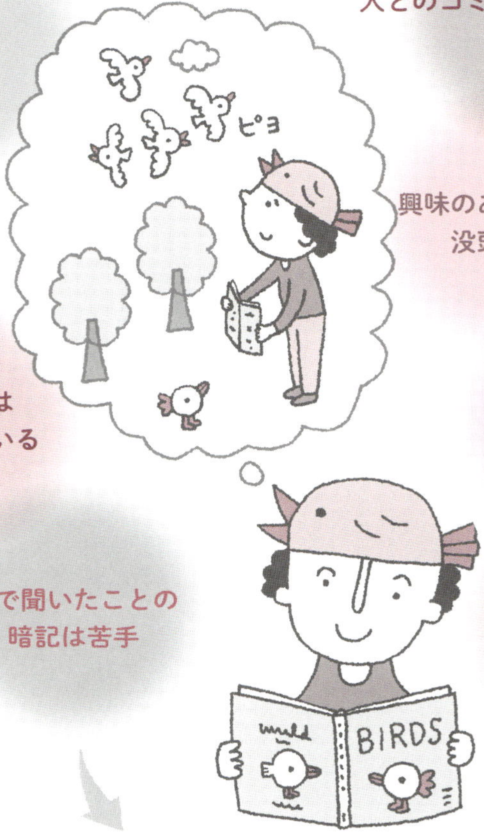

wild BIRDS

**得意なことを見つけて伸ばすことは、
発達障がいのある子の幸せな進路のためには不可欠**

# 子ども自身が「得意なこと」に気づくことも大事

親が意識して子どもの「得意なこと」を見つけると、子ども自身もそこに気づいて、できることが増えるという好循環が生じます。

## 子どもの「得意なこと」を伸ばして「強み」を

例えば子どもに「見たものをすぐに覚える」という能力があったとしても、親はそれに対する関心は薄く、それより「できないこと」に目が行って、指摘します。改善できないと「なぜできないの？」と責め、子どもは劣等感を募らせます。場合によっては「記憶力だけよくてもね……」と優れた面までネガティブに捉えて、せっかくのよい芽をつぶしてしまうこともあります。「得意なこと」は、発達障がいのある子が社会に出て働くときの他でもない「強み」です。子どもの将来のためには「苦手なこと」より「得意なこと」を見つけて、ほめて伸ばすほうが得策です。

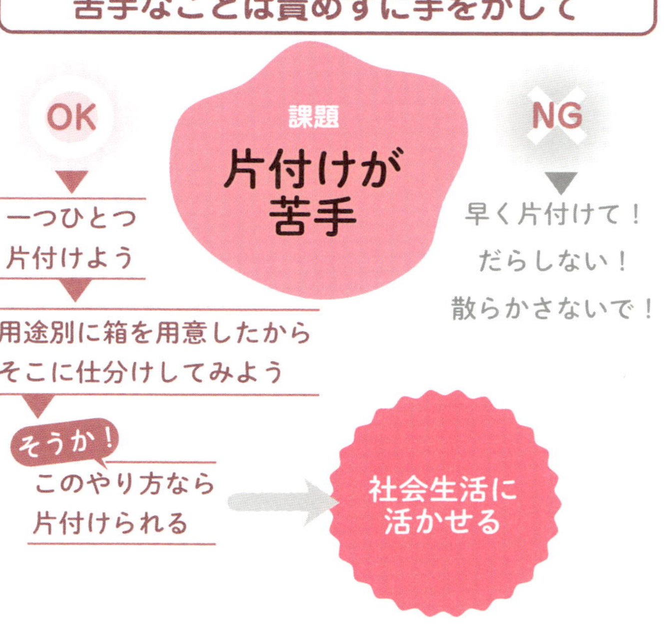

苦手なことは責めずに手をかして
課題
片付けが苦手
OK
一つひとつ片付けよう
用途別に箱を用意したからそこに仕分けしてみよう
そうか！
このやり方なら片付けられる
社会生活に活かせる
NG
早く片付けて！
だらしない！
散らかさないで！

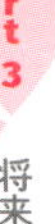

## 子どもに「得意なこと」を気づかせる

操作が早いな
マー
ホー
すごい集中力だな
親の気づき
パソコン操作はかなわないな……
パソコンは熱心だね～
声をかける
子どもの気づき
パソコン、得意だし、大好き
将来はゲームソフトを作ってみたいな
夢に向かってがんばりたい！

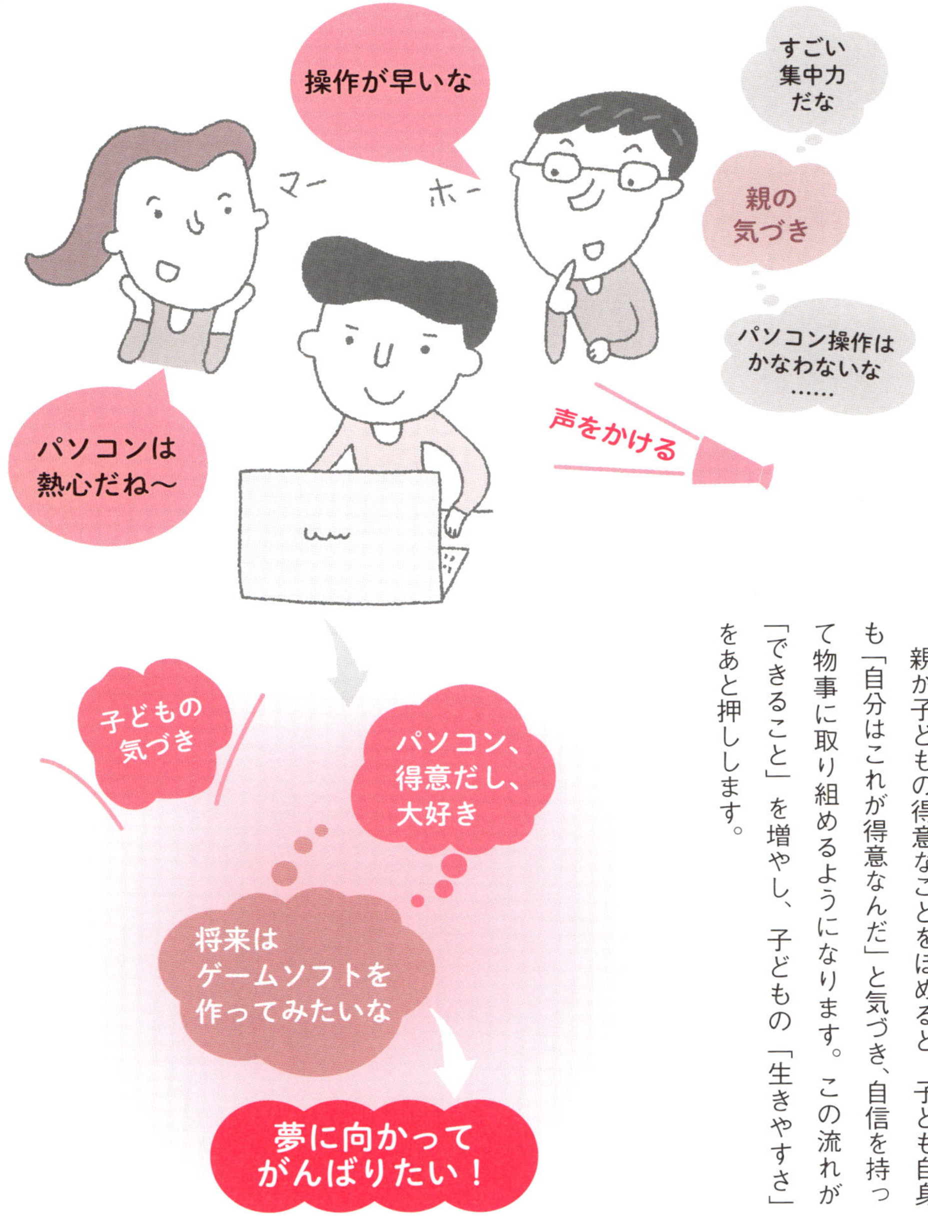

親が子どもの得意なことをほめると、子ども自身も「自分はこれが得意なんだ」と気づき、自信を持って物事に取り組めるようになります。この流れが「できること」を増やし、子どもの「生きやすさ」をあと押しします。

# ポジティブに生きるための自己肯定感を育む

**自分を肯定的に受け止める自己肯定感は、社会で前向きに生きるための稼働力。これを育むために親にできることを考えてみましょう。**

自己肯定感を育むためには「人にほめられた」「できなかったことができた」といった成功体験の積み重ねや、まわりの人から「できた！」「やったね！」と共感されることが力になります。それと合わせて「苦手なこと」は認めて手を貸して、心のバランスを取ることも大切です。

## 自己肯定感を優位にする対応に切り替えて

できないところを指摘され続けた子どもは常に「自分は何をやってもダメだ」という自己否定感を持ったまま大人になります。将来仕事に就いても、新しいことにチャレンジしようとする力が削がれたり、職場の人との接触を極端に嫌がったりすることも。そうなると職場がつらくなって欠勤が増えるなど、よいことはありません。

自己否定感に対して「自己肯定感」は、自分を肯定的に受け止め、励まし、ほめるといった心の動きのことです。「自分は必要とされている」と思うことで何事に対してもポジティブになれ、社会で生きるための稼働力にもなります。

### 自己肯定感には２つある

**競争的自己肯定感**

他者との競争の中で自分の優れた点を見出すことで得られるもの。

例 友達よりテストでいい点が取れた、難関校に合格した

**協働的自己肯定感**

他者から感謝されたり必要とされたりすることで得られるもの。

例「お手伝いができて偉いね」とほめられた、「あなたがいてくれると助かる」と言われた

↑

**発達障がいのある子に特に必要**

## 自己肯定感から好循環が生まれる

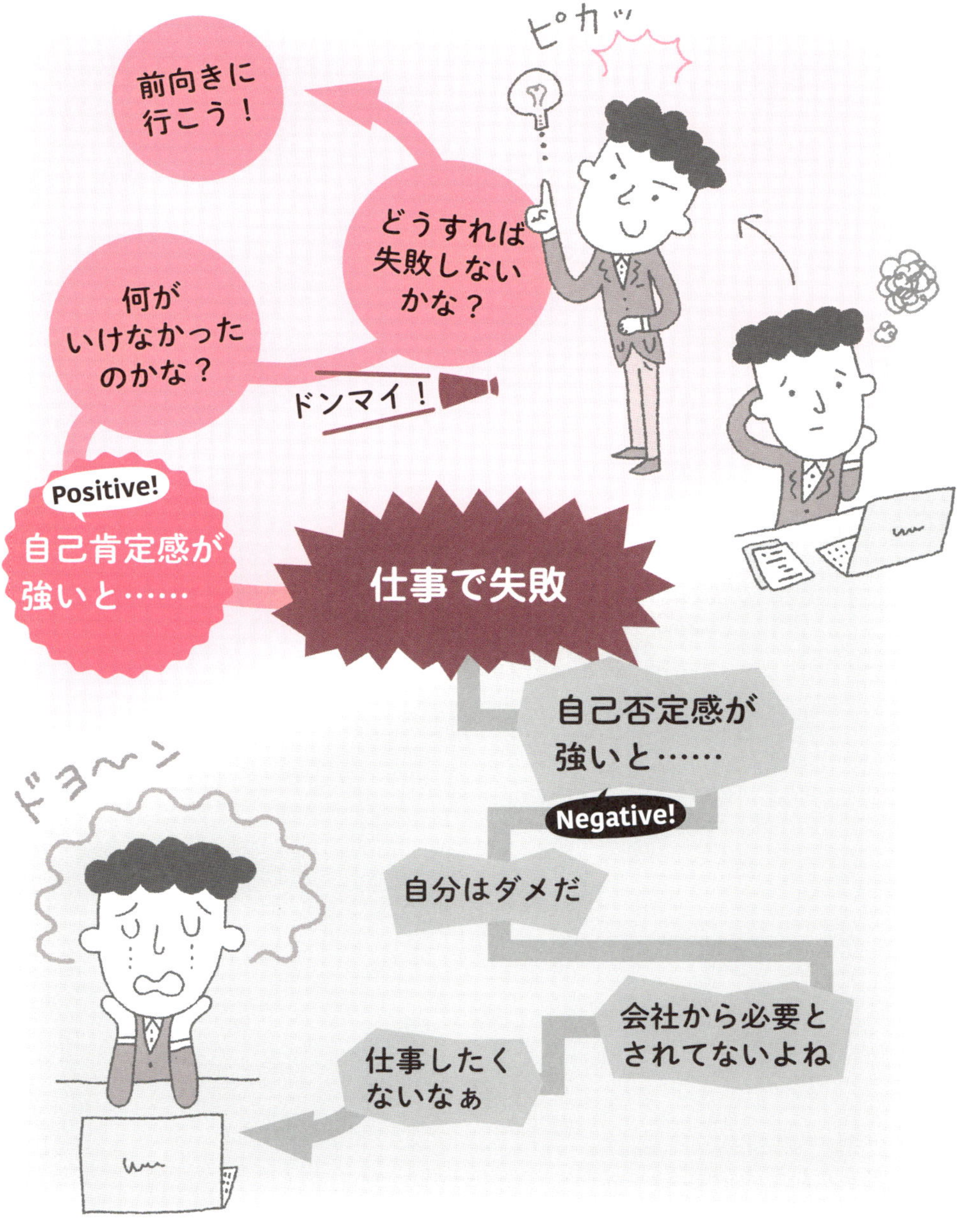

仕事で失敗

Positive!

自己肯定感が強いと……

何がいけなかったのかな？

ドンマイ！

どうすれば失敗しないかな？

ピカッ

前向きに行こう！

Negative!

自己否定感が強いと……

自分はダメだ

会社から必要とされてないよね

仕事したくないなぁ

ドヨ〜ン

# 将来に向けて自己決定できる力を育てよう

人間形成は障がいのあるなしに関わらず、社会に出るまでに培うことが大切です。社会人になる時期になってあわてないように、自己決定できる力を育てましょう。

親が先回りばかりすると、子どもは自立できなくなる
子どもが自分で決めるチャンスを奪ってしまうと、「物事は誰かが決めてくれるもの」と、自分で何も決められなくなってしまう。
今日は寒いからね
社会人としての自立を阻む

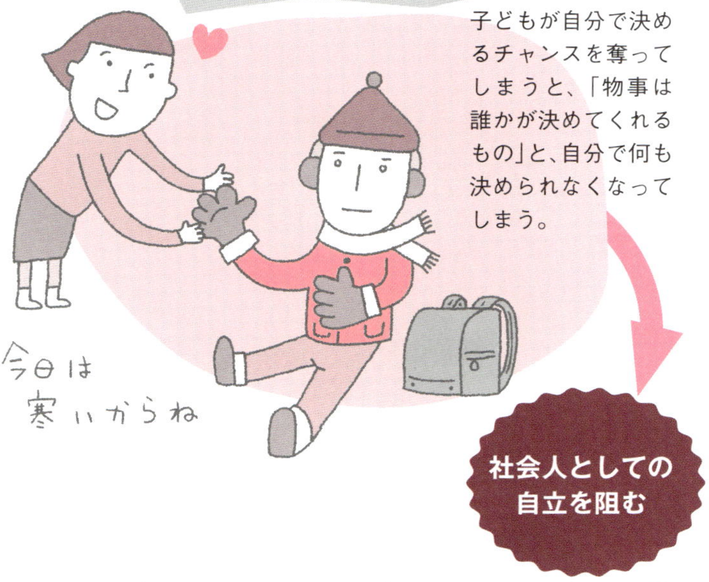

## 世話の焼きすぎは、子どもの自立を阻む

子どもに発達障がいなどの障がいがあると、親はつい面倒を見すぎたり先回りして段取りしてあげたり……。幼い頃は仕方ないにしても、成長してまで親の「ああしなさい」「こうしなさい」が続いてしまうと、子どもは物事を自分で判断して行動することができなくなります。

障がいがあってもなくても、人が社会で働きながら生きるための基盤は、社会人として必要な資質が備わっていることです。子どものことが心配で、口を出したくなることもありますが、そこはグッとこらえて、子どもが自分で判断できるような対応を心がけましょう（左）。そうすることで、子どもは社

## 何事も自分で判断できるように促す

**親の本音**

障がいがあるから、手伝ってあげないとかわいそう

いつも答えに迷うので、はがゆくてつい先に結論を出してしまう

**そこをグッとこらえて、左のように気持ちと行動をチェンジ！**

**実際の行動**

何事もチャレンジ精神で、失敗したら「ドンマイ！次がんばろう」と言って、どうすればうまくいくか話す

子どもが迷ったら、まずヒントを出して、答えを待つ

今日は寒いね…

会に出てから何かの判断を求められたとき「自分はこう考える」と言えるようになるでしょう。

**社会人として自立する力が育まれる**

# 人とたくさん関わってソーシャルスキルを育んで

地域の人、知人友人、クラスメイトの親など、子どもが家族以外の様々な人と接する機会は、ソーシャルスキルを育むチャンス。前向きに捉えて促しましょう。

### 家族以外の人との関わりは、積極的に持たせよう

発達障がいのある子は「空気が読めないことを平気で言うから」「相手の話を聞かないので、不愉快にさせるかも……」といった理由で、親が家族以外の人との関わりを遮ってしまうことがあります。

しかしそれでは人との接点が減り、発達障がいのある子に乏しいまわりの人の感情などを理解したり、状況に応じた行動を模索したりする「ソーシャルスキル」という能力が、よけいつきにくくなります。

ソーシャルスキルを培うために家族以外の人には「うちの子、空気読めないけど悪気はないので気にしないで」「危ないことをしたら遠慮なく注意してください」などとフォローを入れて、積極的に人と

**人との関わりを控えさせると……**

空気が読めないから

相手の話を聞かないから

落ちついて話せないから

↓

なるべく家族や学校の人以外とは接触させない

↓

**ソーシャルスキルが身につきにくく社会に出てから苦労する**

## 積極的に家族以外の人と関わると……

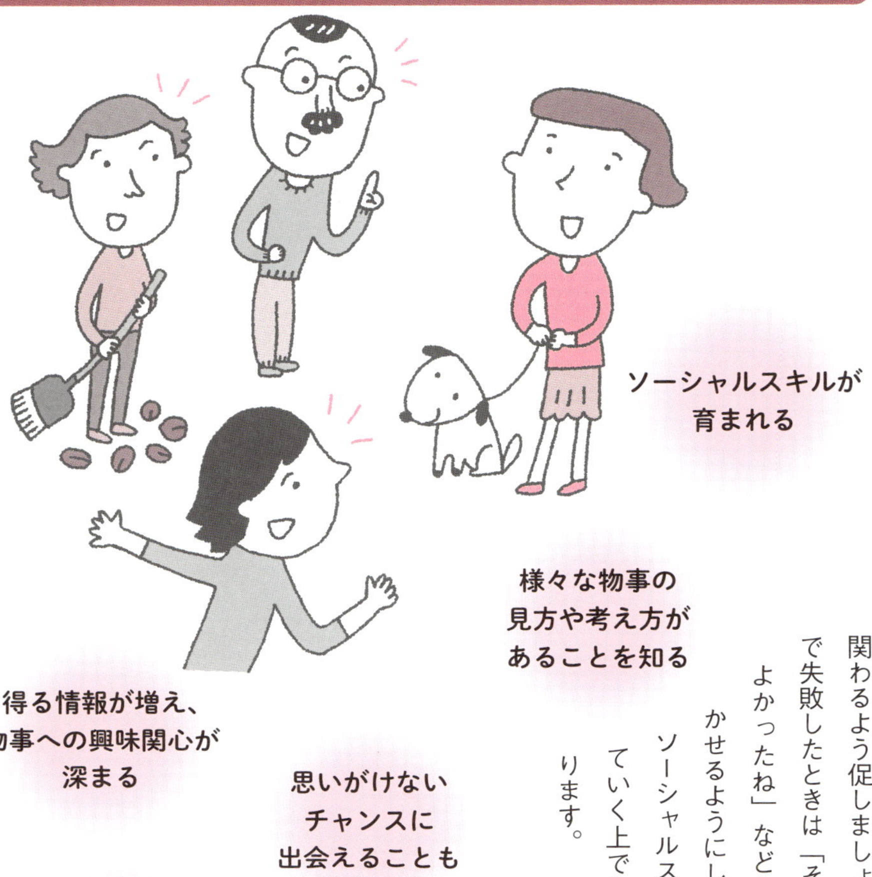

ソーシャルスキルが育まれる

様々な物事の見方や考え方があることを知る

得る情報が増え、物事への興味関心が深まる

思いがけないチャンスに出会えることも

人の意見を聞いて、自分自身の課題に気づく

尊敬できる人や困ったときに相談できる人が増える

関わるよう促しましょう。失言など人との関わり方で失敗したときは「そのときはこんな言い方するとよかったね」などと挽回の仕方を教え、次に活かせるようにしましょう。人と関わることはソーシャルスキルを育むだけでなく、生きていく上で役立つことが他にたくさんあります。

# 「こうすれば大丈夫」を身につけて、社会で活かす

## 子ども任せにせず、周囲の働きかけで困り事を減らす

自閉スペクトラム症をはじめとした発達障がいのある子は、その場の状況を読んだり、人の気持ちを察したりすることが苦手です。他にも、先々の段取りがつけられず遅刻が多い、忘れっぽい、イラッとするととっさに暴言を吐いたりするなど、問題は様々です。どれも障がい特性で、悪意があってのことではありませんが、職場で理解を得るのは難しいものです。

発達障がいの特性は、子どもの自主性に委ねても治すことはできません。解決策は「適切な対応」で、経験的に「こうすれば大丈夫」を身につけること。これにより社会に順応しやすくなります。

「こうすれば大丈夫」の具体的な身につけ方は80ページ～解説

わが子に関わる親以外の人にも理解を求めて、適切な対応をしてもらうために働きかけることも大切

学校の先生

親しい人

祖父母など

身内

発達障がいの特性の改善は、親やまわりの人による適切な対応が基本です。それにより子どもは経験的に「こうすれば大丈夫」を身につけ、社会で生きやすくなります。

## 適切な対応による効果

否定する
何度言ったら
わかるの？
ダメよ
放置する
どうせ言っても
わからないし
問題行動
段取りが
つけられず
遅刻する
改善されない
社会に出てから
苦労する
適切な対応
身支度する時間を
区切ってみたら？
タイマーを利用すると
いいかも
「こうすれば大丈夫」
を身につける
社会に出てから
生きやすくなる
おはよー
おはようございます
カシャ

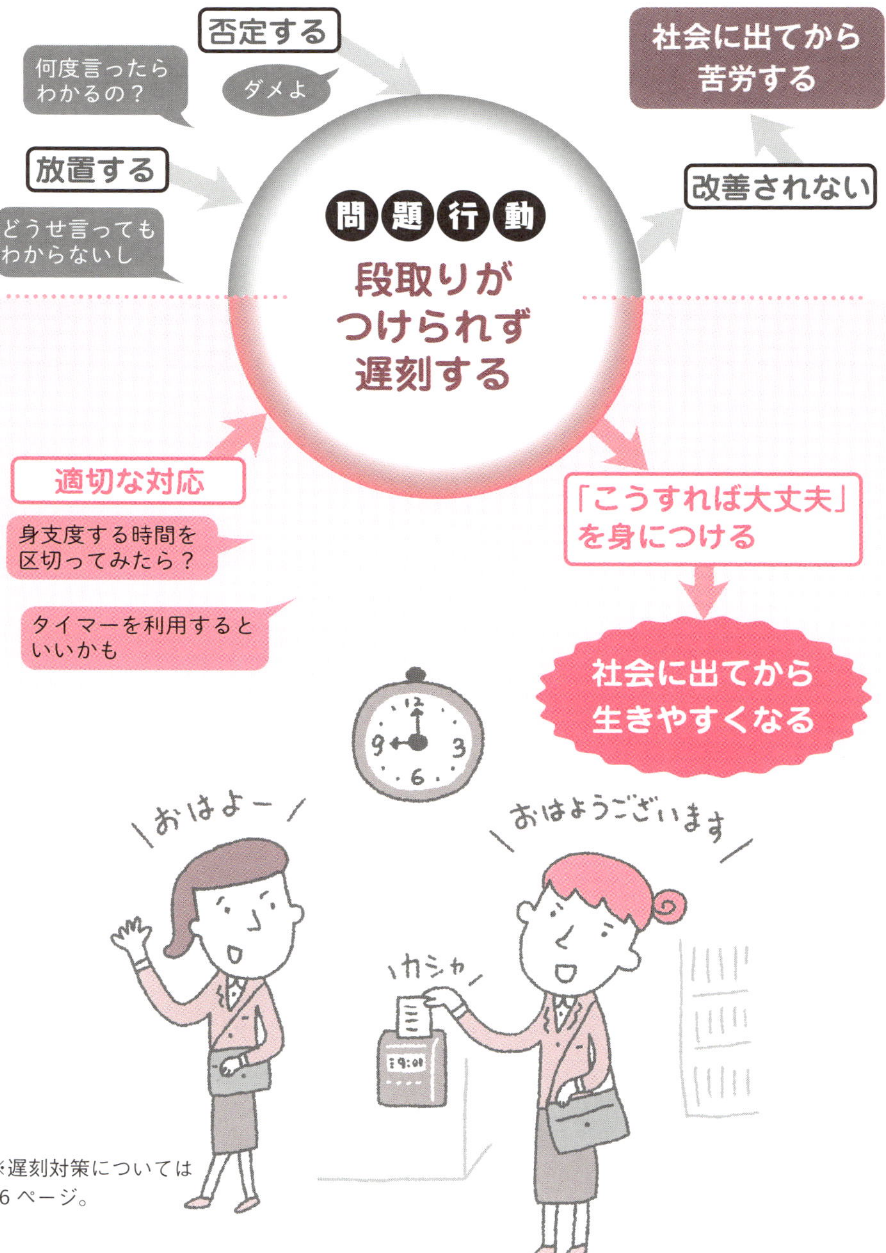

※遅刻対策については86ページ。

発達障がいのある子、その傾向の強い子の

こんな言動にはこんな対応を！

# 「こうすれば大丈夫」の身につけ方

発達障がいの特性の根底には脳機能のアンバランスさがあり、問題になる言動を指摘して抑え込もうとしても改善されません。必要なのは、まわりの人による**「適切な対応」というサポート**で、今から実践することで子どもは経験的に**正しい言動を身につけ、学校や職場で生きやすく**なります。ここからは子どもが将来、社会に出たときに特に苦労する言動を中心に、改善する対応を紹介します。

## 課題① 相手の気持ちが読みにくい・思ったことが口に出る

相手の表情から気持ちを汲んだり、言葉の含みを読み取ったりする力が弱いため、相手が「嫌がっている」「戸惑っている」ことに気がつかず、話を続けたりします。このまま人との距離感が取れずに成長すると、社会に出てから苦労します。また、頭に浮かんだことがそのまま口に出てしまう特性も、人間関係をこじらせる原因になります。

**社会に出てから困ること**

人間関係がうまくいかない

職場で浮く

人の気持ちを傷付ける

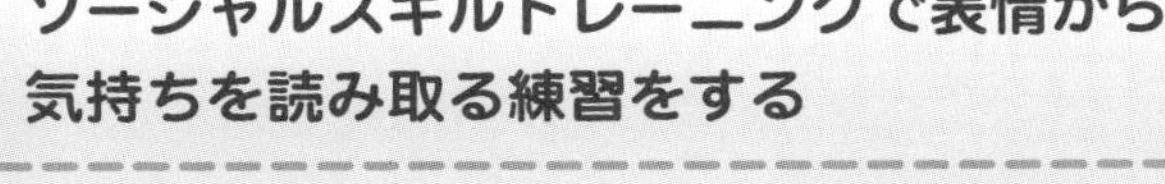

## 対応❶ ソーシャルスキルトレーニングで表情から気持ちを読み取る練習をする

喜怒哀楽のわかる写真を見せて、どの表情のときに人はどんな気持ちなのかを丁寧に教えます。

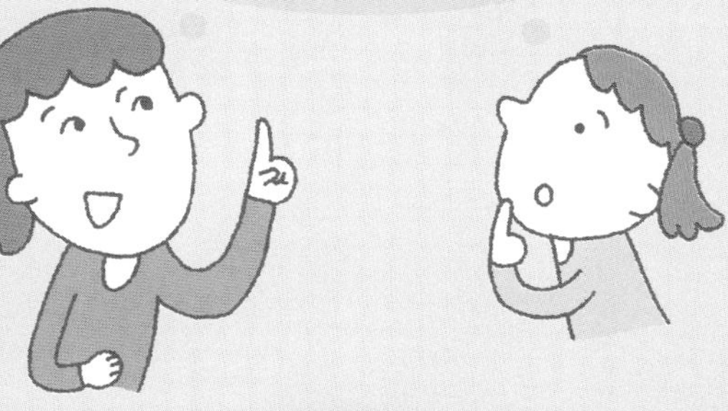

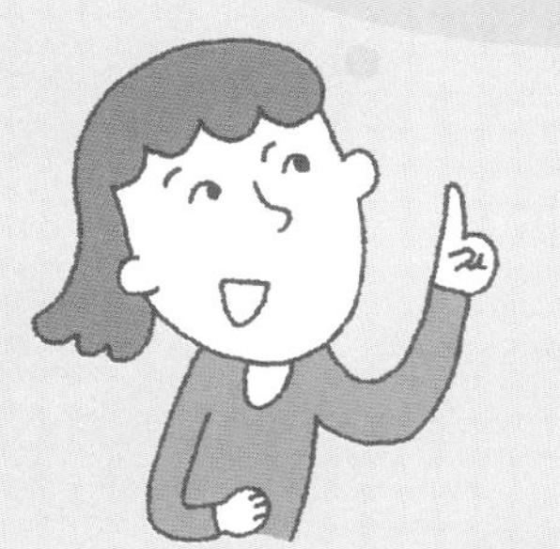

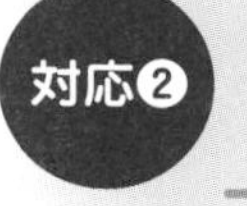

## 対応❷ 言語以外のコミュニケーション力をつける

目的のものに大げさに視線を向け、「あれ取って」「それ取って」と言う。日常的に食器やテレビのリモコンなどを取ってもらいたいときに「あれ取って」と目線を送るようにすると、相手が何をしてもらいたいのか伝わるようになります。

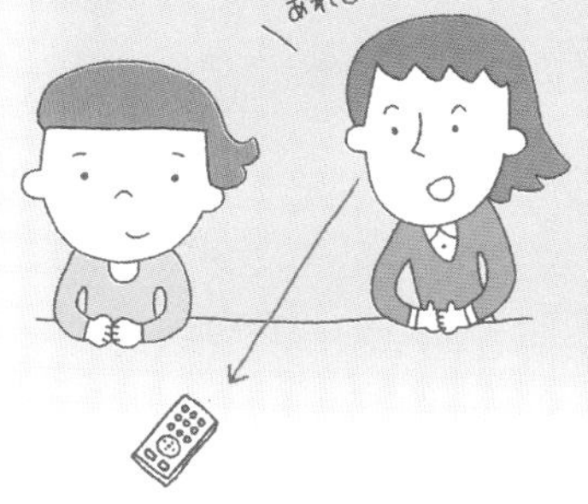


## 対応❸ ストレートな言動は単刀直入に制止する

見て感じたことをすぐに口に出す

太っているね

汚いね

Stop!

言ってはいけない！

制止したあとに「自分が『太っている』とか『汚い』と言われたらどんな気持ちがする？」と、本人の立場から具体的に説明することが大事。

## 課題② 集中力が続かない

興味のあることには没頭する一方で、それ以外のことになると集中力が続かず、宿題や課題に取りかかれない、取りかかっても終わらない、ということはよくあります。背景には「気が散る」「いつ課題をやっていいのかわからない」など、発達障がいの特性が隠れています。

**社会に出てから困ること**

仕事が終わらない

やる気がないと誤解される

仕事を任せられない

### 対応 やるべきことをやるためのルールを作る

職場で「気が散るから」「興味がないから」「仕事ができない」は通用しません。やるべきことをきちんとやるためのルールを決めて支援しましょう。宿題に集中できないなら「気が散るものは片付けて環境を整える」「宿題をする時間を決める」「終わったらほめる」といった対応が有効です。これが習慣化されれば仕事に就いても「仕事の前に机の上を片付ける」「昼休みまでにこの仕事を終わらせる」というように、活きてきます。

# 課題③ イラッとしやすく、手が出ることも

ついイラッとして手が出てしまうのは、多動・衝動性優勢型の注意欠如多動症（ADHD）のある子に多く、自閉スペクトラム症（ASD）のある子、あるいはASDとADHDが重なっている場合もイライラしやすさ、キレやすさが目立つことがあります。学校では友達関係がうまくいかず、カッとなって暴力を振るい、大問題になることも。

**社会に出てから困ること**

- 人間関係がうまくいかない
- 暴言などが大問題に
- 解雇対象になることも

## 対応① 衝動性を回避する行動パターンを身につける

職場で露骨にイライラする、カッとなる、暴力を振るうのはもってのほか。一般的にADHDの多動・衝動性は成長とともに落ち着く傾向はあるものの、油断できません。子どもの衝動性が高まったら静かなところに移動させてクールダウン。次に本人の気持ちを聞いてガス抜きを。「学校でイラっとしたらその場を離れて深呼吸」「お水を一口飲んでみたら」など、あの手この手を伝え、衝動性の回避策を身につけて。

## 対応② 「暴言・暴力はあなたにとって損になる」と繰り返し伝える

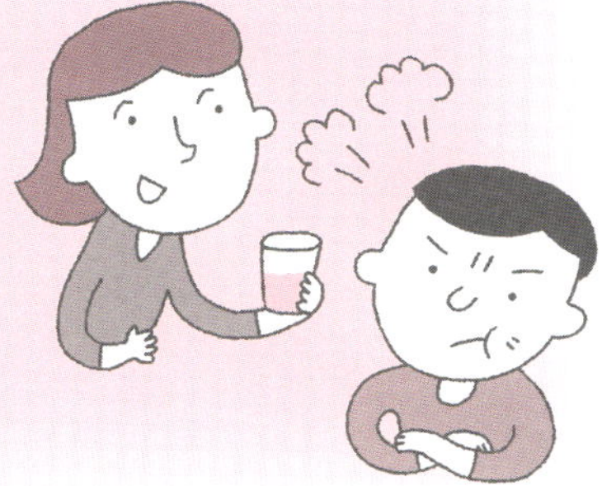

行動の背景には「感情のブレーキが効かない」「暴力を振るったら大事になる」といった想像力の乏しさがあります。「暴言・暴力はあなたが損をするだけ」「せっかくいいところがあるのに台無しだよ」を繰り返し伝えると効果的です。

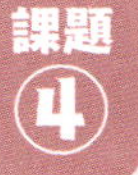

## 課題4 自分の話だけして、人の話を聞かない

「一方的に自分の話だけして、相手の話をまるで聞かない」は、ASD や ADHD のある子にありがちです。本人に悪気はないのに相手を疲れさせたり、不快な思いをさせたりして、人間関係の構築に苦労します。他に、人の話を最後まで聞かずにトンチンカンな答えを言ったり、指示を最後まで聞かずに自己判断で行動したりして失敗することもよくあります。

**社会に出てから困ること**

- 協調性がないと思われる
- 人間関係がうまくいかない
- 仕事でトラブルが多い

### 対応 「話をやめて待つのはよいこと」をインプットさせる

話が止まらない背景には「その場の空気や相手の表情が読めない」「人の話に最後まで集中できない」などがあります。おしゃべりが止まらなくなったら、「今、掃除しているからあとで聞くね」と話を聞けない理由を説明し、手が空いたら「待っていてくれて偉いね」とほめて、話を聞きます。「話を止めて待つことはいいこと」がインプットされると、自分の話ばかりし続けないように意識できるようになります。人の話を最後まで聞かないときは「最後まで聞いて」と言って、「聞けたらほめる」を根気よく繰り返しましょう。

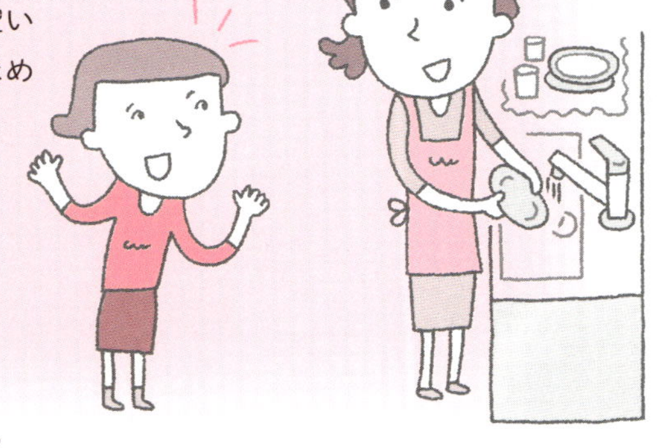

## 課題⑤ 片付けができない・物をなくす

片付けられない、物をなくすのは、ADHDのある子によくあります。「物をどこかに置くと、置いた場所を忘れる」「どこにしまったかわからなくなる」「自分の部屋、机の上も散らかり放題」など。片付けをしているつもりでも別のことが目に入るとそっちに興味が移り別のことを始めてしまうので、いつまでたっても片付けが終わりません。カバンやランドセルの中もぐちゃぐちゃで、必要な物がどこにあるのかわからなくなります。

**社会に出てから困ること**

必要な物をなくして仕事にならない

探し物が多く、時間のロスが多い

身のまわりが散らかっていて職場の人を不快にする

### 対応 何をどこにしまうかを明確にする

解決は「何をどこにしまうか」を明確にして、ルール通りにしまうこと。棚、机の上やまわり、引き出しの中など「どこに」「何を置く」を決めて、整理整頓した棚や机などの写真を撮って見やすいところに貼っておくと困りません。整理整頓ができたら忘れずにほめて、成功体験につなげましょう。「あれがない」「これがない」がなくなる快適さを得ることが継続につながり、社会生活に活きてきます。

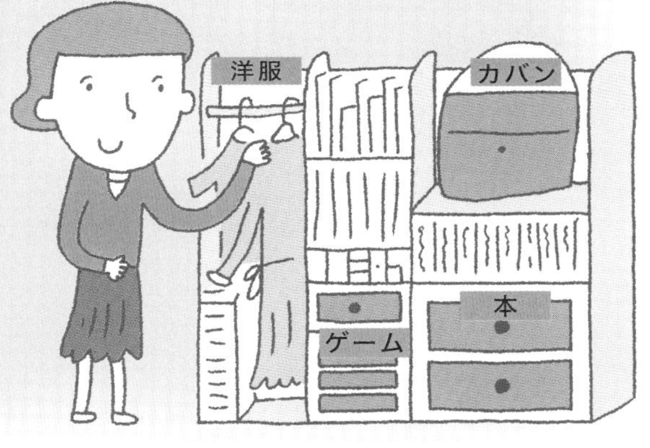

## 課題6 時間が守れない・予定を忘れる

発達障がいのある子は全般的に「時間」という目に見えないものを認識するのが苦手で、一つひとつの行動にかける時間の感覚がつかみにくく、時間通りに行動するのが苦手です。特にADHDのある子は、今、やるべきことがあるのに別のことに気を取られて時間が過ぎ、「朝、支度の段取りがつけられず、学校に遅刻する」「待ち合わせに遅れる」「早起きすることを忘れてゲームに夢中になり、朝、起きられない」ということがありがちです。また記憶の保持が弱い場合、予定を忘れて友達との約束をすっぽかしてトラブルになることもよくあります。

**社会に出てから困ること**

個人、会社（組織）の評価が低下する

遅刻は解雇対象になることも

仕事を任せてもらえない

### 対応❶ 出かけるまでの「やること」を明確にする

学校に遅刻しないためには、朝起きてから出かけるまでの「やること」を細かく書いて、目につくところに貼り、その通りに行動します。親は「7時15分だよ、ご飯食べて」「8時になったら靴をはいて」など、細かく声かけを。

## 対応❷ タイマーを利用する

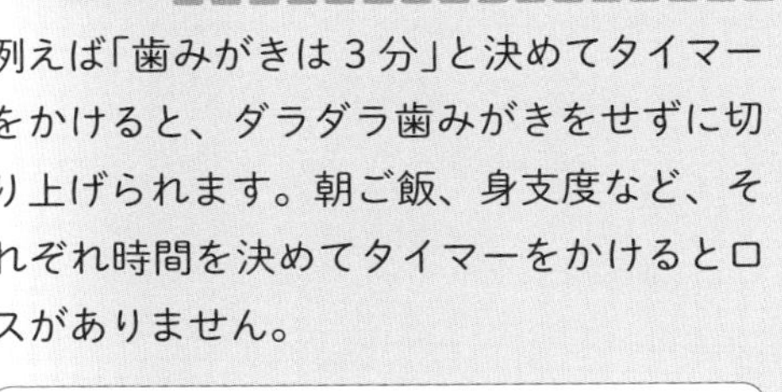

例えば「歯みがきは３分」と決めてタイマーをかけると、ダラダラ歯みがきをせずに切り上げられます。朝ご飯、身支度など、それぞれ時間を決めてタイマーをかけるとロスがありません。

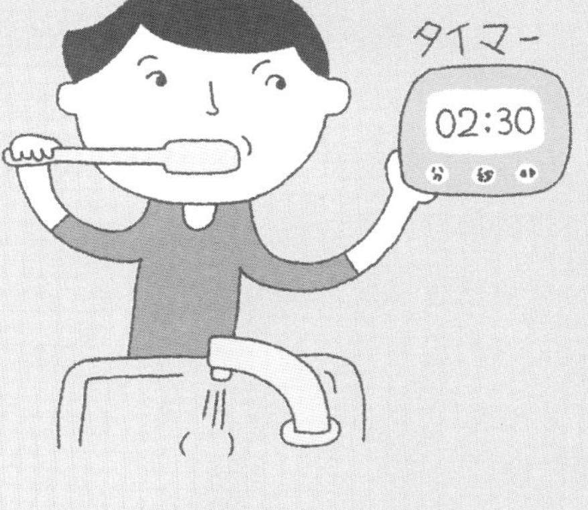


**時間管理のアプリが便利**

発達障がいのある人向けのアプリでは「ルーチンタイマー」がよく知られています。「洗面」「身支度」など、それぞれにかかる時間を設定すると、様々なアナウンスとともに終了時間を知らせてくれます。

## 対応❸ メモを取り、見る習慣をつける

小学校高学年～中学生になったらメモ帳を用意して、メモを取る習慣をつけるとよいでしょう。面倒なようなら「メモがあれば約束を忘れず、気まずい思いをしなくなるよ」と伝えましょう。なおメモ帳はなくさないように、メモ帳にコイルストラップをつなげてカバンやポケットにつなげておいても○。

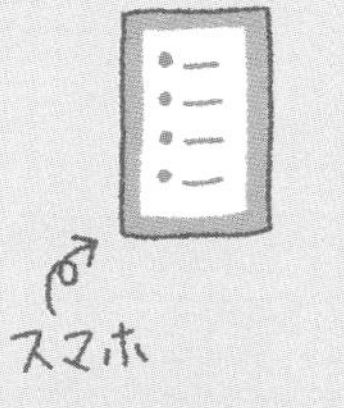


## 対応❹ リマインダー機能を利用する

予定を忘れてしまう場合、パソコンやスマホのカレンダーのリマインダー機能が便利。予定を入力すれば、時間が近付くとリマインダーで知らせてくれます。

# 忘れ物が多い

ADHDのある子のほとんどが忘れ物の問題を抱えています。上履き、体操服、教材などを忘れるのでスムーズな学校生活が送れない、学校から保護者宛の手紙が届かないので保護者会などの行事の情報が届かないといったトラブルもよくあります。忘れ物の問題は、外出先で財布やスマホなど、大事なものを何度もなくすなど大ごとになることが多く、本人も家族も苦労します。

**社会に出てから困ること**

- 個人の評価が下がる
- 仕事に支障をきたす
- 忘れ物を取りに戻って遅刻する

## 対応　あの手この手の工夫が大事

忘れ物には、注意や記憶に関係する脳機能の偏りが関係しています。「忘れないでね」といった声かけでは改善されません。あの手この手の工夫が大事です。忘れ物が減ると生活しやすくなり「こうすれば忘れない」という自信がつき、社会に出てからも役立ちます。

持ち物リスト

工夫①

### カバンの中身の居場所を明確にする

カバンの中に「何がどこに入る」とひと目でわかるようにラベルを貼るとわかりやすい。仕切りのないタイプのカバンなら、図のようにインナーバッグを利用しても。持ち物リストもセットで。

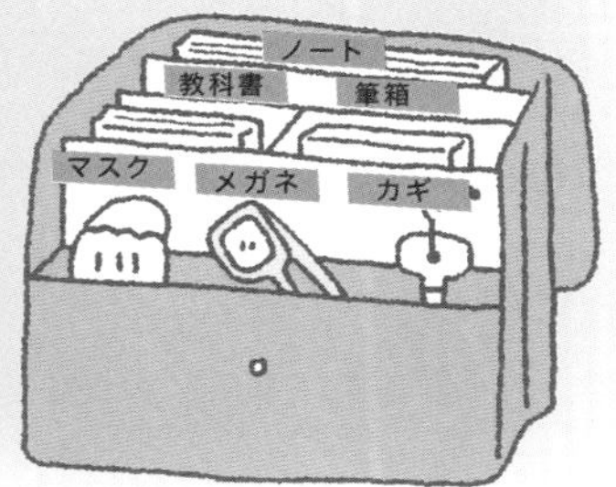

工夫❷
## 先生に協力を求める

先生に忘れ物の問題を伝えて、机に持ち物リストを貼ってもらったり、「学校からの手紙、持った？」など、声をかけてもらったりする。

MEMO

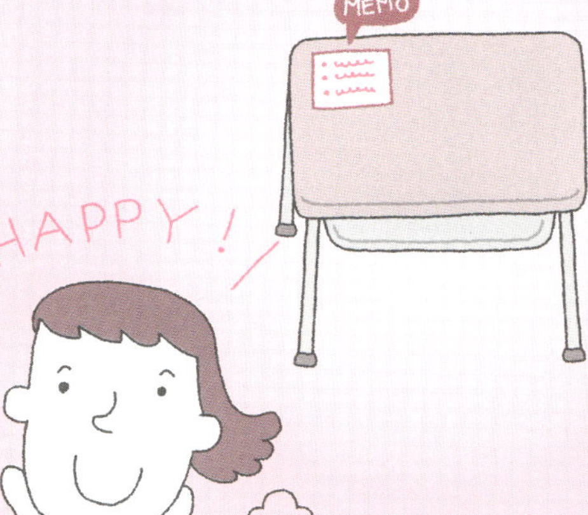

工夫❸
## 帰宅したら声をかける

「学校からの手紙はある？」などの声かけを。

学校からのプリントは？
ただいま

HAPPY！

忘れ物が減った！

月曜日は体操服を持っていく

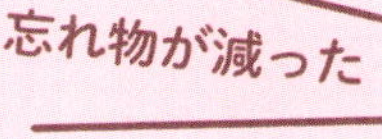

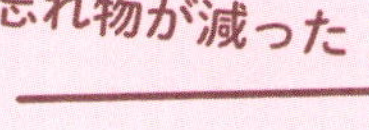

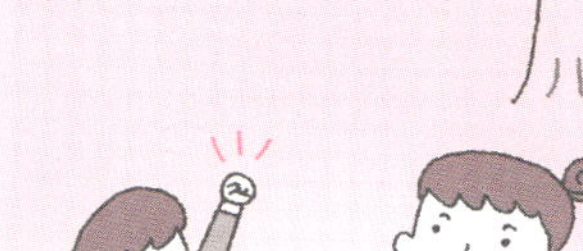

工夫❹
## 思い出すきっかけを作る

玄関ドアに「月曜日は体操服を持って行く日」などと書いて貼っておく。現物をぶら下げておいても。

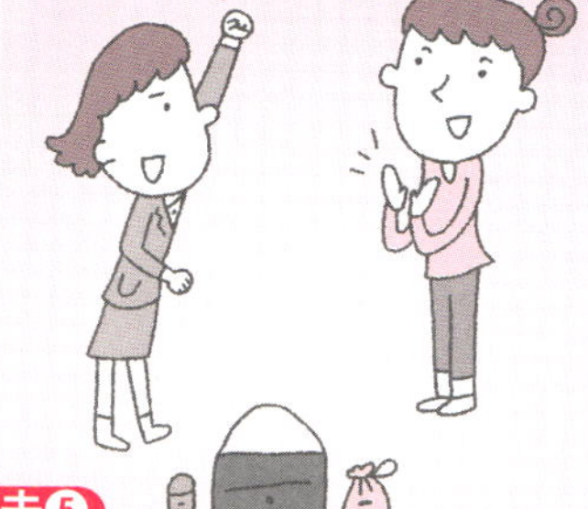

工夫❺
## 忘れ物が減ったらほめる

「どうせ忘れてばかりだし」と投げやりでも、改善のタイミングでほめられると、「忘れ物をもっと減らしたい」と意識するようになる。

# 社会人になっても支援は受けられる

## 「手先の不器用さ」などは合理的配慮のもとで

ここまで紹介した「こうすれば大丈夫」は、発達障がいにありがちな問題言動を、まわりの人の適切な対応によって改善し、社会に出てからの困り感を減らそうというものです。

しかし、発達性学習症（ＳＬＤ）による読み書きの苦手さや、発達障がい全般、特に発達性協調運動症（ＤＣＤ）に見られる手先の不器用さなどは、本人が意識して改善できるものではありません。「では将来、どうすればいいの？」と不安になりますが、社会に出てからは「合理的配慮」（左）のもとで、様々なシーンで必要な支援が受けられます。

手先が不器用でも、読み書きが苦手でも、「合理的配慮」のもとで必要な支援を受けながら社会生活を送ることができます。

### 職業選択はよく考えて

世の中には様々な職業があります。その中には、1分1秒が争われる医療現場の仕事、手先の器用さが求められる調理や美容の仕事、その場で迅速な判断が求められる運転士など、発達障がいのある人には負担の大きな仕事もあります。子どもがそうした職業を希望するならその気持ちを尊重しつつ、主治医や親の会に意見を求めて親子でよく話し合い、目指す職業についてよく検討することが大切です。

## 苦手なこと

例

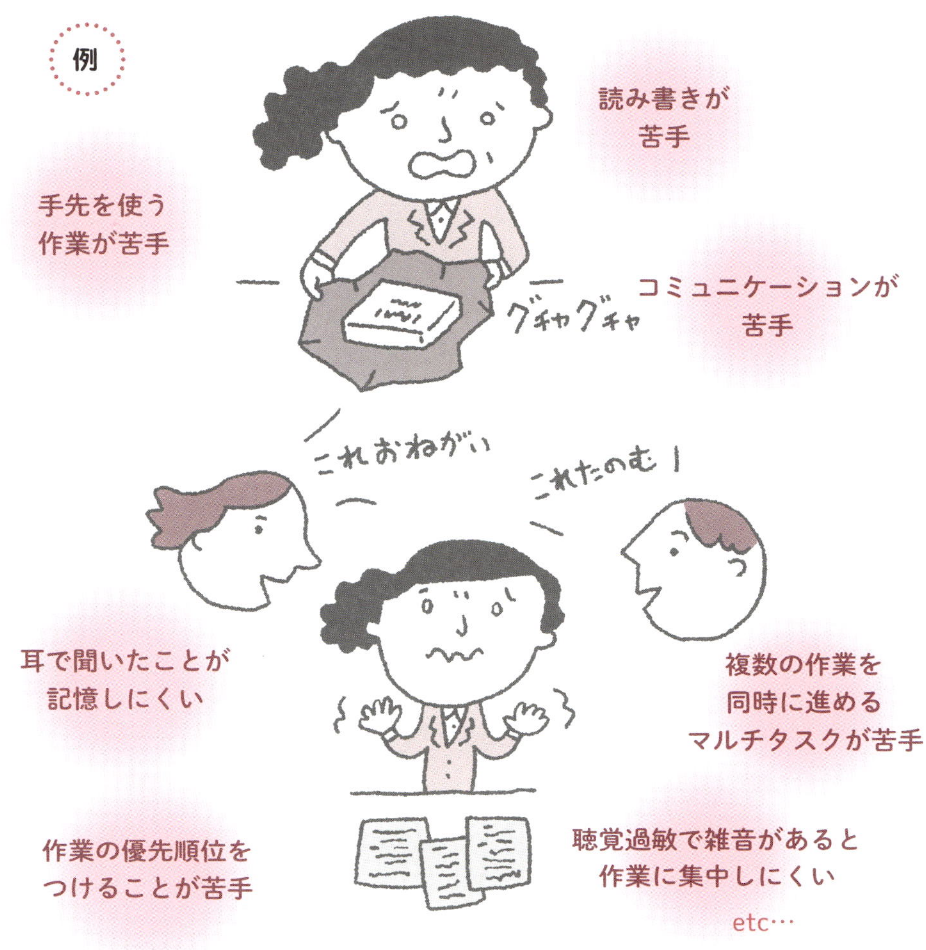


子どもの頃からの適切な対応の積み重ねでは改善されない苦手さは、合理的配慮を求めて、職場の環境を変えてもらうことで働きやすくなる。

**合理的配慮**
障がいのある人の社会的障壁を取り除くための個別の調整や変更のこと（次のページで解説）

# 社会で受けられる合理的配慮

**法で定められた障がいのある人に提供される配慮**

「合理的配慮」とは、障がいのある人が社会で生きる中で遭遇する困りごとや障壁を取り除くための調整や変更のこと。障害者差別解消法（障がいを理由とする差別の解消の推進に関する法律）に取り入れられ、２０２４年4月、民間業者においても合理的配慮が義務化されました（改正障害者差別解消法）。

対象になるのは、長期にわたり職業生活に相当の制限を受け、また職業生活を営むことが困難な障がいのある人で、障害者手帳の有無は関係ありません。

発達障がいのある人の場合、音や光に敏感な人に対しては、耳栓の使用を許可する、窓にブランドをつけるなどで作業に集中しやすい環境を作る、指示を出すときはまとめて出さずに一つひとつ丁寧に伝える、図などを用いたマニュアルを用意して作業手順を伝えるなど、個々のニーズに合った配慮が受けられます。将来、仕事に就いたときのために覚えておくとよいでしょう。

社会に出たら、発達障がいの特性を意識しながら、「できないこと」「苦手なこと」は遠慮なく合理的配慮を受けて。

### 合理的配慮とは？

**国連の「障害者権利条約」で採択、条文に盛り込まれた考え**

※日本は 2014 年批准

↓

**国内では障害者差別解消法に取り入れられ、認知が広がる**

↓

**2024 年 4 月 1 日、改正障害者差別解消法の施行により、民間事業者でも義務化**

## 発達障がいのある人の合理的配慮の例

苦手なことは隠したり、無理してやろうとしたりせず、事業者とよく話し合って合理的配慮を受けること。それにより働きやすくなることは、本人と事業者双方の利益になります。

指示は口頭だけでなく、
文書やメールでもらう

メール　図と文章

変化に弱いため、
上司などの指導者は
同じ人にしてもらう

対人面に不安があるため、
社外の人との接触が少ない
部署にしてもらう

指示はまとめて出さずに、
一つひとつ
丁寧に伝えてもらう

外の光が気になるので、
自分の席の窓に
ブラインドをつけてもらう

不器用なので
手先を使った業務からは
外してもらう

両隣の動きが
気になるので、
机に衝立を立てる

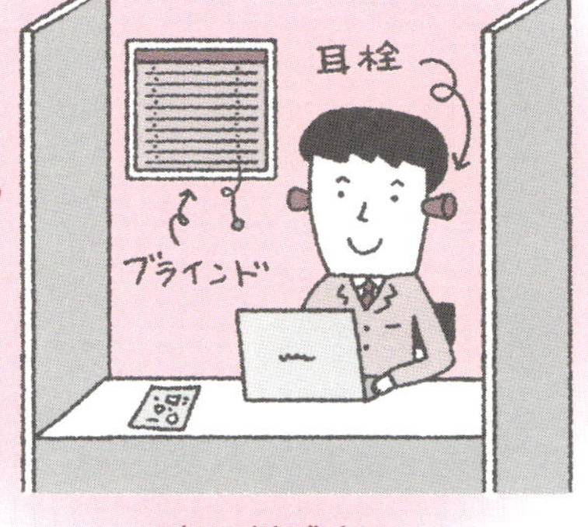


音に敏感なので
耳栓を使用する

※合理的配慮は、病気やケガで一時的に職業生活に制限を受ける人は対象外。

# 人的ネットワークの構築は早いうちから心がけて

## 何かあったときに相談できる人や組織とのつながりを

人は成長とともに家族だけでなく、家族以外の人に支えられて生きるようになります。中・高生になると、親に話せない悩みを友人や先輩に相談することもあるでしょう。就職すれば同僚や上司と助け合って仕事したり、プライベートで付き合ったり……。子どもはこうして他人と交流を持ちながら親から自立していきます。

発達障がいのある子はコミュニケーションが苦手だったり、状況を読まない発言が多かったりすることで、他人と親しくなる機会が乏しくなりがちです。人との交流が乏しければ、何か問題

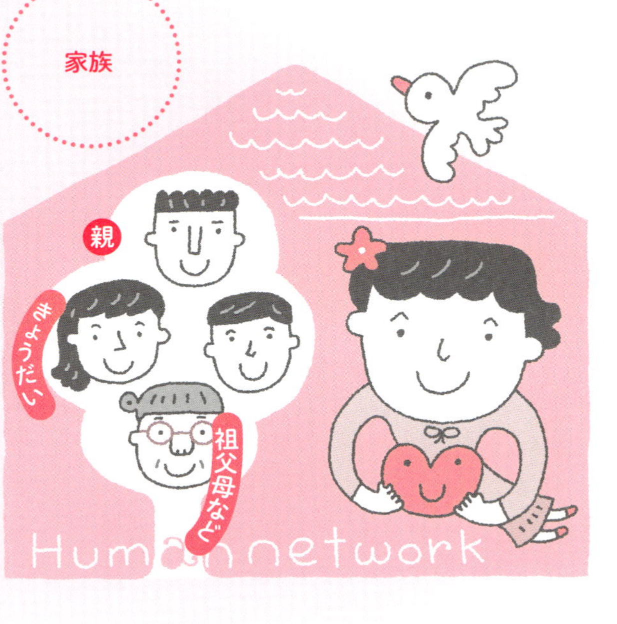


家族以外の理解者はできるだけ多いほうが、先々、子どもに何かあったときの助けになります。友達、地域の人、支援機関などとつながって、関係を構築していくようにしましょう。

が起きたり悩んだりしたときに相談する人が少なく、社会に出てから苦労します。

そうなる前に早いうちから「友達を作る」「地域社会と関わりを持つ」「様々な支援機関とつながる」など、何かあったときに相談できる人的ネットワークを構築し、社会的な支えを築いてあげることが必要です。

人的ネットワークには様々なものがあります（下）。

## 人的ネットワーク

家族以外

**専門家**
かかりつけの児童精神科医、公認心理師など。

**親の会**
主催者、会員の親や子ども。子ども同士の交流を通して友達になれることも。

**支援機関**
発達障害者支援センター、療育機関など。

**障がい者サークル**
スポーツや文化活動を通して仲間ができ、社会人になってもつながっている人も多い。

**親戚**
叔父、叔母、いとこなどの親戚縁者。

**学校の先生**
担任、特別支援教育コーディネーターなど。

# 進路の節目で、支援のつながりを切らないで

## 子どものことをよく知っている支援者の存在は大切

発達障がいのある子は、児童精神科医や公認心理師などの専門家、学校の先生や教育相談員、親の会、支援機関など、様々な人たちの支援を受けながら育ちます。ところが小学校から中学、中学から高校、高校から大学や専門学校、社会人になるタイミングなどの節目で、人とのつながりが途切れることがあります。

理由は「もう中学に上がるから親の会に行かなくていいだろう」「高校生、大学生、社会人はもう大人だし、なんとかやっていけるだろう」と楽観視してしまうこと。でも成長しても「高校生になったら生活面で問題が増えた」「職場の人間関係がうまくいかない」といった問題が起こらないとは限りません。そんなときの相談先として、長く経過を診ている児童精神科医などの専門家、親の会、支援機関があることは心強いこと。ときには親だけ、あるいは子どもと一緒に顔を出すなどして、関わりを切らないことが賢明です。

子どもはやがて親から離れ、自立します。子どもの頃から関わってきた専門家や親の会などは、社会に出てからの相談先として、できるだけ長くつながっておくと安心です。

- 多動、こだわり、感覚過敏など、発達障がいのサインが見られる。
- 発達障がいの専門家に相談し、療育を受ける。

**就学前（幼児期）**

- 幼稚園・保育園に理解と支援を求める。
- 親の会に入る。

## 支援する側にできること

## 子どもの状況

**社会人（成人期）**

・社会生活での悩みや問題の相談を受けてフォローする。

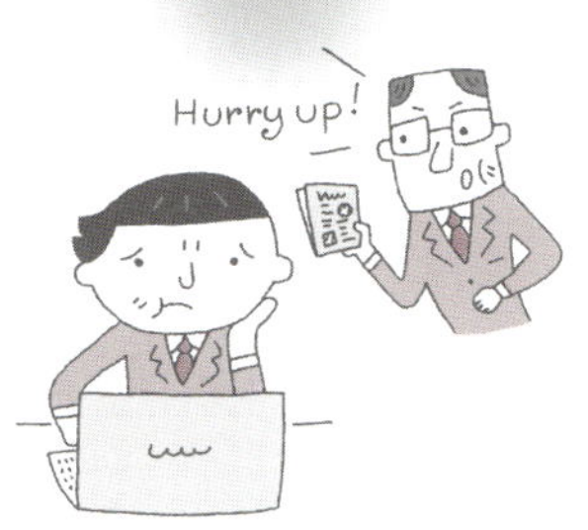


・職種が合わない、職場の理解がない、人間関係で悩む、など。

要注意！ 大人だから、もう支援はいらない？

**高校・大学生（青年期）**

・親や本人からの相談を受けて、場合によっては学校と連携しながら支援する。

・進路相談や自立に向けたスキルの獲得のアドバイスなど。

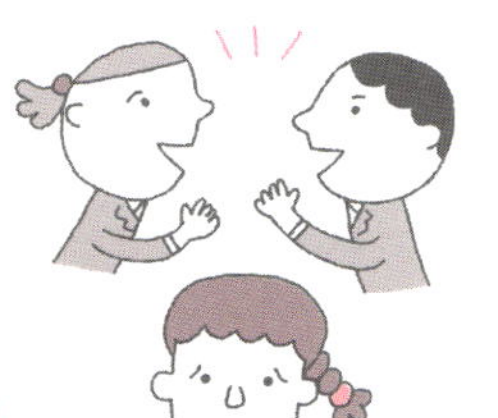

・友達関係のトラブル、学習の遅れ、進路で悩む、など。

要注意！ 高校・大学生だし、支援はいらない？

**小・中学生（学齢期）**

要注意！ 中学に上がったら親の会はいらない？

**支援者とのつながりは大人になってもあったほうが子どものため**

# 発達障がいのある子が取得できる「障害者手帳」

発達障がいのある子が取得できる障害者手帳には2種類あります。子どもの進路に関わることがありますので、どんなものなのか理解しておくとよいでしょう。

## 取得可能なのは療育手帳か精神障害者保健福祉手帳

発達障がいのある子に関係する障害者手帳には、「療育手帳」と「精神障害者保健福祉手帳」があり、発達障がいのある子で知的に遅れがある場合は療育手帳、知的に問題なければ精神障害者保健福祉手帳が取得対象になります。高等特別支援学校の志願条件に「療育手帳」（東京都は愛の手帳）の取得（あるいは取得見込みであること）がありますが（56ページ）、このように発達障がいのある子の進路の過程では「手帳を取得しているかどうか」が関わることが多々あり、手帳の有無で、社会的に受けられる支援や就労条件も大きく変わります。

# 障害者手帳の種類

## 療育手帳

知的障がいのある人のための手帳。発達障がいのある子も知的判定の等級（IQ50 ～ 75）に該当すれば対象になる。発達障がいの場合、IQ の高い子もいるので、その場合は精神障害者保健福祉手帳が対象になる。

**●判定と交付**

18 歳未満は地域の児童相談所、18 歳以上は知的障害者更生相談所の判定を受けて交付される。

発達障がいのある子が取得対象になるのはこの２つ

## 精神障害者保健福祉手帳

統合失調症、双極性障がい、てんかんなどをはじめとした精神疾患のある人のための手帳で、発達障がいも対象。

**●判定と交付**

医療機関による診断書をもとに、各地域の精神保健福祉センターが判定し、交付する。

## 身体障害者手帳

心臓機能障害（ペースメーカーなどの植え込み者）及び肢体不自由のある人が取得対象。

# 障害者手帳の取得は、将来に大きく関わる

手帳の取得は人によって考え方は様々ですが、子どもが無理なく社会で生きるために必要かどうかをよく考えて、親子で、家族で、第三者を交えてよく相談を。

## 障害者手帳を取得するかしないかは、誰もが悩むこと

「障害者手帳を取得するかしないか」を考えたとき、多くの親が「わが子の障がいを認めたことになる」と抵抗感を抱きます。これは子どもも同様です。しかし親がもっとも考えなければいけないのは「子どもが幸せな人生を歩むこと」です。

子どもに発達障がいによる困難な課題があっても、それを隠し健常者として就労した場合、特別な配慮はほとんど望めません。職場定着も難しいでしょう。

一方、手帳を取得しておくことで特例子会社や障がい者枠での一般企業、公的機関への就職も可能で、個々の特性に合った仕事の振り分けや配置など、様々な配慮が受けられます。また、就労のために、

**手帳を取得していているか、していないかで社会に出てから子どもを取り巻く環境は大きく変わる**

### 手帳を取得していない

- 特例子会社や障がい者枠での就労はできない。
- 健常者として就職し、職場では基本的に健常者と同じ扱いになる。発達障がいがあることを伝えて特性に合った配置や配慮を求めることは可能だが、十分に対応してもらえるかどうかは職場による。

就労移行支援事業所（132ページ）や障害者職業能力開発校（136ページ）などで、職業訓練を受けるための手続きもスムーズです。

手帳を取得するかしないかで悩んだら、参加している親の会、児童相談所、役所の障がい者担当窓口などで意見を求めてもよいでしょう。

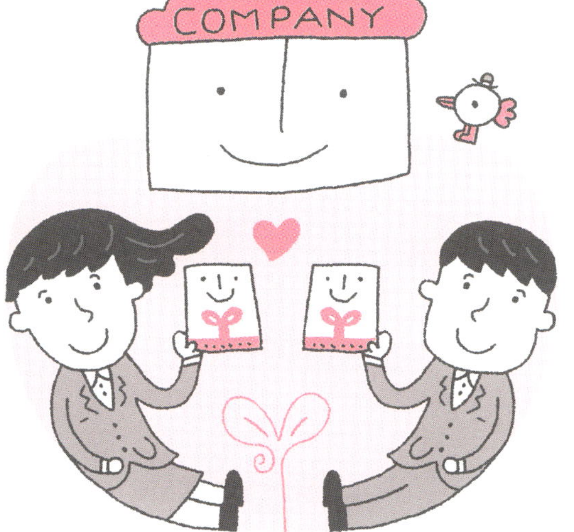


### 手帳を取得している

- 障がい者が働く特例子会社（148ページ）、障がい者枠での一般企業への就職がしやすい
- 各種租税の控除や減免、交通機関や公共施設の利用料減免などの福祉政策が実施されている
- 必要がなくなれば返納できる

進路を考える上で特に注視したい（詳しくは144ページ）

障害者手帳の取得者が20歳になると、障害者年金の対象になることもある。20歳を迎える頃になったら年金事務所に問い合わせを。

column

## 社会的多様性
## （social diversity）

社会的多様性は欧米から広がった考え方で、性別、年齢、国籍、障がいの有無、性的指向や性自認などに関わらず、一人ひとりが異なる個性や能力を持つ「個人」として尊重され、誰もが自分らしく生きることができ、誰もが能力を発揮して活躍できる社会のことを意味します。どの人も「特別な存在」ではなく「あたり前の存在」であり、それをすべて受け入れてこそ「成熟した社会」であるということです。

発達障がいについていうなら「障がいではなく個性の一つ」と考える専門家もいて、「環境の変化に弱い」「状況が読みにくい」「コミュニケーションが苦手」などといった共通点を持ちながら、一人ひとりが個性的な存在であるという認識が社会に広がりつつあります。

Part4

# 「働くこと」と就労支援

# 自己肯定感、人間的成長……。「働くこと」で得るもの

「働くこと」は収入を得るためだけでなく、自己肯定感を得たり、人との関わりから人間形成に必要なものを身につけて成長したりするなど、様々なメリットがあります。

## 「働くこと」で得られるメリット

- 自分の能力が活かせる
- 自立した生活ができる
- 社会とつながりができる
- 仲間ができる
- 自己肯定感が得られる
- メリハリのある生活が送れる
- 自分の存在を認めてもらえる

## 理解と支援のある職場で働くことで自信が持てる

人は誰でも健康なら働くことで収入を得て、自立した生活を送ることができます。働くことには様々なメリットがあります（右ページ）。

しかし発達障がいのある子はコミュニケーションが苦手だったり環境の変化についていけなかったり、手先が不器用だったりすることで、社会に出て働くことに不安を抱きがちです。しかしまわりの理解があり、その子の特性に合った環境で働くことができれば、そこでコミュニケーションの取り方を学んだり、能力を伸ばして評価されたりすることで自信を持つことができます。働くことで得られる自己肯定感（72ページ）、達成感、未来への希望などは、人として成長したり生活の質を高めたりする上でとても大切なことなのです。

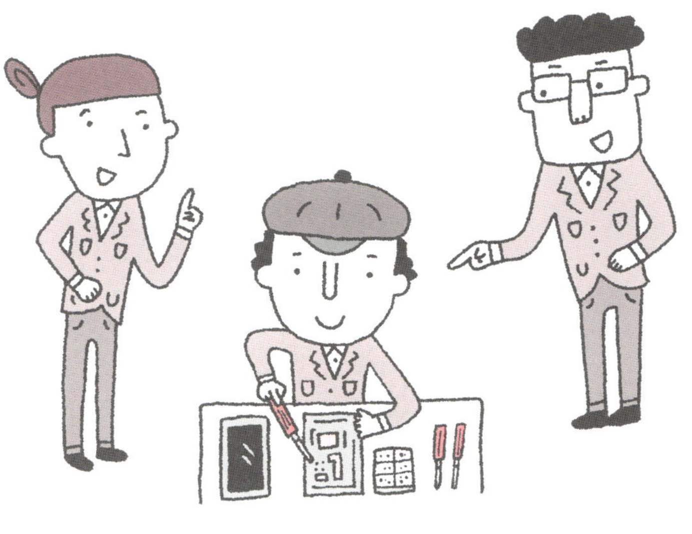

# 発達障がいのある子の5つの進路の事例

## 進路の岐路で関わる人や本人の意見を大切に

発達障がいのタイプや程度、知的に遅れがあるかないか、本人の性格などによって、子どもの進む道は様々です。進路の過程では親子で悩んだり、迷ったりすることもありますが、目指すのは、「子どもが社会の中で幸せに暮らすこと」。そのために大切なことは、進学、就職などを決めるとき、親の理想や考えを押し付けず、まずは本人の気持ちに耳を傾け、担任の先生、特別支援教育コーディネーター、進路指導の先生、支援機関など、その時々に関わる支援者とよく相談しながら話を進めることです。

親の会（37ページ）に参加しているなら就労に関わる支援機関や就労先の情報収集をしたり、すでに仕事に就いている子どもを持つ親の実体験を聞いたりすることもプラスになります。

## 「5つの進路の事例」とわが子の状況を重ねて、進路選択の参考に

ここでは親にできることの参考に「5人の発達障がいのある子の進路の事例」を紹介しました（107～111ページ）。

それぞれの発達障がいのタイプ、幼少期からの様子やエピソード、進学先を選んだポイント、就労に向けてどのような動きをしたのかなどについて、できるだけ具体的にまとめました。わが子に重ね合わせ、参考になりそうな事例があれば、これからの進路選択に役立ててください。

ここで紹介する「5つの進路の事例」ではハローワークなど、それぞれの人が関わった就労支援機関にも触れています。各支援機関の詳細は、該当ページをご覧ください。

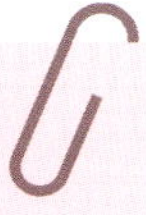

**Case1**

知的発達症（知的能力障がい）
自閉スペクトラム症（ASD）　Aさん

## 中学まで通常学級で学び、将来のことを考えて高等特別支援学校に進学、就労

小学3年生のとき学習の遅れが気になり受診。知能検査の結果、知的に遅れがあることがわかる。ASDの傾向も指摘される。

**進路の過程と就労までの様子**

### 保育園

多動、こだわりの強さは「男の子はこんなもの」とスルー。言葉が遅く、いつまでたっても「あれ、それ」と指示語が多いことが心配だった。

### 公立小学校の通常学級

学年が上がるごとに勉強についていくのがつらくなり、テストで一桁の点数を取ることも。3年生頃から多動は落ち着くも、友達と会話がかみ合わず、急な時間割の変更や集団行動も苦手。ASDの診断を受ける。

### 公立中学の特別支援学級

小学校の通常学級では勉強についていくのがかなり大変で、中学から特別支援学級へ。親子で相談し、進学先は将来の就労を目指して高等特別支援学校（56ページ）に定め、療育手帳（最も軽いB2）を取得。

### 高等特別支援学校

「働くこと」「社会的な自立」を目指し、3年間学ぶ。

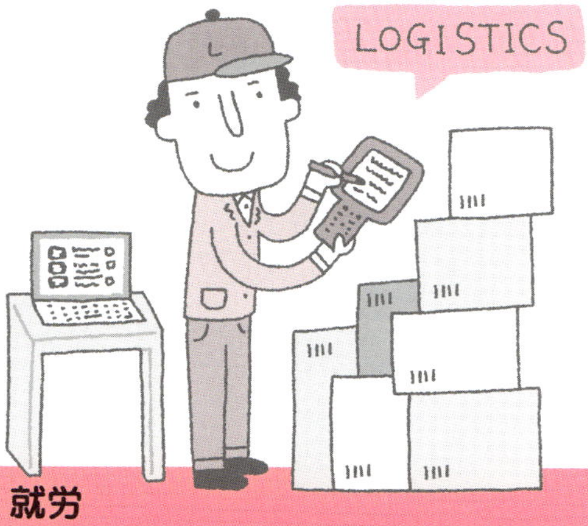


### 就労

基礎学習、職業実習、インターンシップなど充実した就労学習を経て、会社の雰囲気、支援がよさそうな物流会社に就職。

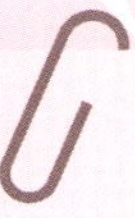

Case2

自閉スペクトラム症（ASD）：Bさん

## 私立高校の普通科から障害者職業能力開発校に進み、電気機器メーカーに就職

小学生の頃に自閉スペクトラム症と診断。性格は温厚だがこだわりが強く、コミュニケーションが苦手。小・中学校と通常学級に在籍し、手厚い支援を受けられる私立高校に進学、卒業。

進路の過程と就労までの様子

### 保育園

友達と遊ぶことはほとんどなく、一人でミニカーや電車のおもちゃで遊んでいることが多かった。他児に比べて言葉が少ないことがいちばんの心配だった。

### 公立小学校

クラス替えや急な予定変更でパニックを起こすことも。友達も少なく、発達障がいを疑い児童精神科医に相談、のちにASDと診断。

### 公立中学

進学時に特別支援学級にするか迷うも、担任の先生から「心理的なハードルが高いので、通常学級でやってみては？」とアドバイスを受け、通常学級に進学。

### 私立高校

発達障がいに理解のある私立高校に進学。パソコン部に入部して充実した高校生活に。就労のことを考慮して在学中に精神障害者保健福祉手帳を取得、卒業後は障害者職業能力開発校（136ページ）へ進学。

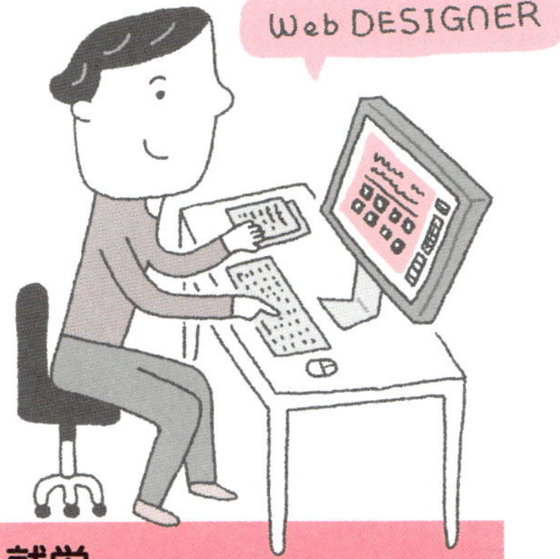


### 就労

興味のあったWeb制作を学べるコースで1年間学び、Web制作を手がける特例子会社に就職。

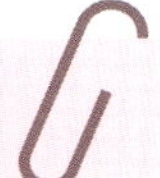

**Case3**

## 発達性学習症（SLD）｜Cさん

### 大学卒業後、就職するが仕事がうまくいかず退職。現在、ハローワークの障害者関連窓口に相談中

勉強が苦手で、本人の希望で中学～大学一貫教育の私立校で学ぶ。就職、退職を機に受診し、SLD があることがわかった。本人の意思で、障害者手帳の申請はしなかった。

**進路の過程と就労までの様子**

#### 保育園

おとなしくあまり手もかからず、特に問題なく過ごす。

#### 公立小学校

読み書き、文章理解などが極端に苦手。本を読んでも、どんな内容なのかわからないので、夏休みの読書感想文の提出ができなかった。

#### 中学～大学の一貫教育校

成績は芳しくなかったものの、丁寧な学習指導を受けながら大学まで学び、卒業。人間関係でのトラブルはほとんどなく、穏やかな学生生活を送る。

#### 就労

事務系の仕事に就くも「仕事が遅い」「段取りが悪い」と上司に何度も叱責され、悩んだ末に退職。

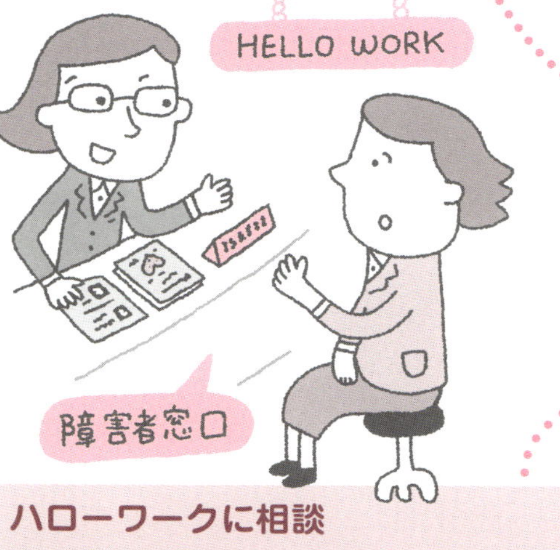


#### ハローワークに相談

新聞で発達障がいのことを知り「自分もそうではないか」と受診。そこで初めて SLD だとわかり、精神科医のアドバイスでハローワークの障害者関連窓口（128 ページ）に相談。特性を理解し、支援が得られそうな就労先を探し、再出発を目指している。

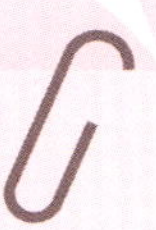

Case4

注意欠如多動症（ADHD） Dさん

## 高校卒業後、就労を目指して就労移行支援事業所に通所、就労

忘れ物、多動、カッとなると暴力を振るうこともあり、親はあちこちで謝罪することも多かった。知的には問題なく高校まで進むが、働くことに不安があり、卒業とともに就労移行支援事業所に相談。

進路の過程と就労までの様子

### 保育園

「四六時中、動いている。突拍子のない行動を取って危ない」と保育士から指摘を受ける。

### 公立小学校

静かに先生の話を聞かなければいけないときでもピョンピョン飛び跳ねたり、前の席の友達にちょっかいをかけたりして、注意されることが多かった。

### 公立中学

忘れ物が多く、提出物もほとんど出せず、親や先生が指摘しても改善されない。成績は悪くないが、高校進学の内申点が取れないのではないかと心配した。

### 公立高校

サッカー部に入るが、練習中も別のことに気を取られて関係のないことをするので部員とトラブルが多く、そのことを気にするようになる。本人なりに「自分はADHDではないか？」と悩んでいて、高校2年生のときに受診、ADHDと診断される。

### 就労移行支援事業所に相談

ADHDと診断されたことで「このまま大学に行っても就職はできない」と、地域の就労移行支援事業所（132ページ）に相談。高校を卒業したら通所して就労を目指すと決め、精神障害者保健福祉手帳を取得。卒業後、1年間通所する。

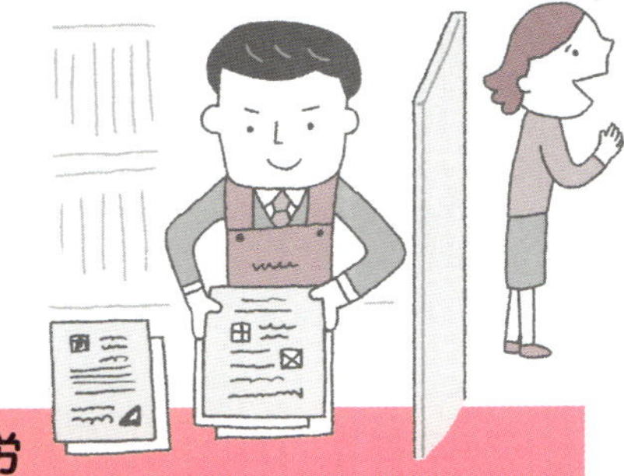

### 就労

特例子会社に就職。整理した書類をファイリング、メモを取る、業務に集中できるように机の両脇に衝立を立てるなど、様々な工夫をしながら勤務中。

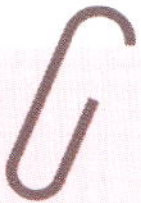

Case5

自閉スペクトラム症（ASD）　Eさん

## 就職面接がうまくいかず、大学卒業後、地域障害者職業センターに相談

成績は常に上位で国立大学に進学したが、就職が決まらないまま卒業。コミュニケーションが苦手なことが課題で、地域障害者職業センターに相談し、就労支援を受けることに。

**進路の過程と就労までの様子**

### 幼稚園

友達の輪に入ることはなく、気に入ったおもちゃで離れた場所で黙々と遊んでいることが多かった。先生との会話でオウム返しが多く、よく連絡帳に書かれていた。

### 公立小学校

抜群に記憶力がよく、年齢にそぐわない難しい漢字も見ただけで書け、かけ算九九もあっという間に覚えてしまう。猛勉強しなくてもテストの成績は常に上位。

### 公立中学

天体観測に興味を持ち、ほとんどの星座の名前も暗記し「天文博士」とあだ名がついていた。相手の気持ちが汲みにくいため「冷たい」「無神経」と思われがちで、友達は少なかった。

### 公立高校

進学校の普通科に入学し、2年生から理系クラスに。成績はよい一方で、友達に「KY（空気が読めない）」と揶揄されるなど、友達関係で悩んでいた。

### 国立大学

理系学部で学ぶ。研究室の先輩から「自分は自閉スペクトラム症なんだよ」と言われ、「自分もそうではないか」と親に相談、受診。予感通り、ASDだとわかった。

### 地域障害者職業センターに相談

在学中の就職活動は面接ですべて失敗。障害者手帳がなくても相談できる地域障害者職業センター（124ページ）に相談、通所しながら就労支援を受けることに。

# 子どもが安心して就労するために

**職場でトラブルになりそうな特性は訓練・指導で改善を**

発達障がいやその他の障がいのある人、障がいのない人に関係なく、社会に出て働くためには基本的な生活習慣が身についていることなど、職業人としてのベースができていることが大前提です（147ページ）。さらに就職したら「仲間と協調・協力しながら仕事ができること」が不可欠です。

ところが発達障がいのある人の中には、上司の指示やアドバイスを独自の理屈で受け入れなかったり、仲間に「マイルール」を強制してしまったりするなど、仲間と協調・協力しづらい状況をつくってしまうこともよくあります。

## 職場で苦労しやすい特性の例

- マイルールを仲間に押し付ける
- 気が散って仕事が中断される
- 仲間と協調できない
- 計画的に仕事が終わらない
- 集中力が乏しい
- 思い浮かんだことがそのまま口に出る
- 相手の気持ちが読めない

etc…

安定した就労のためには、早くから「働くこと」を意識して、社会、職場で損になるマイナス面はそのままにせず、就労支援機関の手を借りて、改善しておくことが大切です。

本人に悪気はないにしても、人間関係がこじれたり職場での信用を失ったり。それがもとで職場定着が難しくなることもあるでしょう。

やはり就労を目指すなら、本人にとってはマイナスになる特性を放置せず就労支援機関に支援を求め、専門家による訓練・指導を受け、マイナス面は改善しておくことが大切です。それにより障がい特性に誘因されるトラブルはかなり回避でき、「苦手」への対応力も身につきます。そうすることで本人の困り感が減り、安定した就労につながります。

## 就労を意識したら、就労支援機関に支援を求める

利用できる就労支援機関については122ページから詳しく解説します。

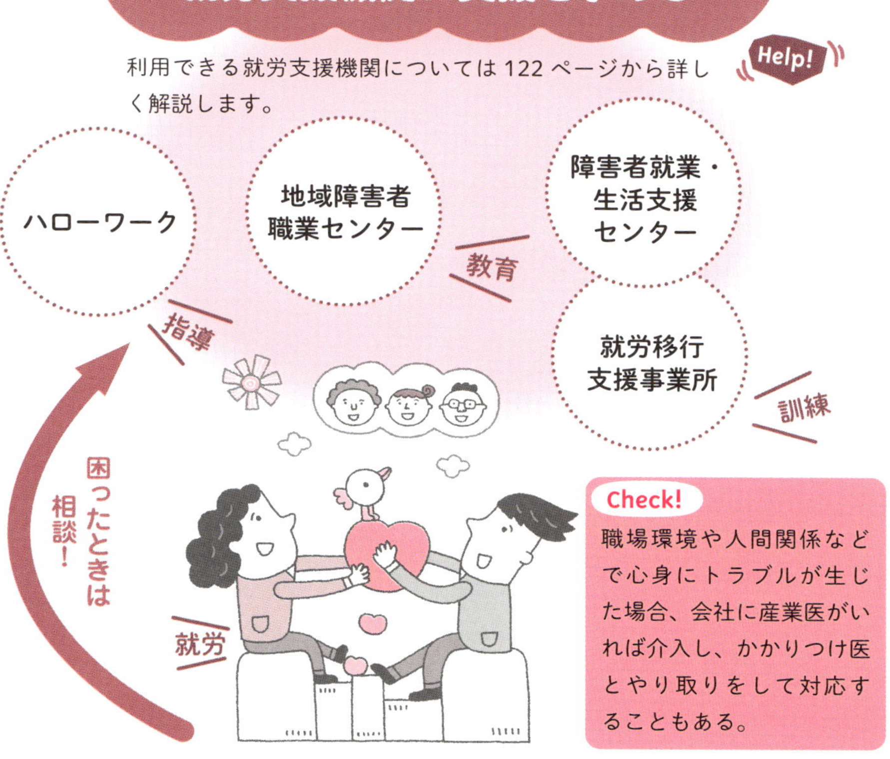


**Check!**
職場環境や人間関係などで心身にトラブルが生じた場合、会社に産業医がいれば介入し、かかりつけ医とやり取りをして対応することもある。

# 発達障がいのある人の働き先

発達障がいのある人は手帳のある人、ない人によって働き先が大きく分かれます。それぞれの働き先の特色を簡単に紹介します。

## 一般雇用と障がい者雇用に大きく分かれる

発達障がいのある人の働き先は、療育手帳もしくは精神障害者保健福祉手帳を取得しているか、いないか、取得していても開示しない（クローズ）かによって異なり、それに合わせて働き先にも次のような選択肢があります。

**●一般雇用**（手帳を取得していない、取得していても開示しない）発達障がいがあっても支援や保護を受けず、一般の人と同じ条件で働きます。会社のニーズと本人が持っている能力が合えば双方の利益になることもある一方で、発達障がい特有の特性でスムーズな就労ができないこともあります。

一般雇用が可能かどうかの目安は左下を参考に検

## 就労継続支援事業所

2006年に施行された「障害者総合支援法」に基づいて作られた事業所でA型とB型がある。一般雇用に比べると賃金は低いが、様々な支援を受けながら働くことによる満足感や達成感を得ることができる。

**A型**
事業主と利用者が直接契約を結び、最低賃金を保障の上で働く。

**B型**
事業者との契約は結ばず、比較的自由に働ける。賃金はA型よりも低い。

**ここをステップに民間企業などへの道が開かれる可能性もある。**

討し、自分ではよくわからないなら支援機関に相談を。

●**障がい者雇用**（手帳を取得している）一般企業や国・地方公共団体などに障がい者枠で働きます（116ページ）。大きな企業の中には障がい者を専門に雇用する「特例子会社」（148ページ）があるところも多く、発達障がいのある人もたくさん働いています。

企業などでの就労が難しい場合は、「就労継続支援事業所」で働くことになります（右下）。

障がい者雇用

一般雇用

## 一般雇用が可能かどうかの目安

**手帳を取得していない、取得していてもクローズで一般雇用を目指す場合、右のようなスキルがあるかどうかがポイントになります。本人の気持ち、親の見解、かかりつけ医など第三者の意見も含め、一般雇用が可能かどうかを検討してみましょう。**

わからないことを「調べる」「確認する」、困ったことを「相談する」などができる

トラブルへの対処や補完方法、習得が自力でできる

ストレスの発散やケアが自力ででき、「こうなったのは誰かのせい」というような、人を恨むような感情をあまり持たない

周囲の状況や相手に合わせた対応がある程度できる

**判断できないときは……**
**ハローワーク、障害者就業・生活支援センターなどに相談を（詳しくは122ページ〜）。**

仕事の進み具合を意識した計画やスケジュールが管理できる

# 障害者手帳を持っている人の雇用

一般企業や国・地方自治体などは法の下で、一定数の障がい者を雇用することになっています。ここではその制度やしくみを解説します。

## 法定雇用率を超える雇用が義務付けられている

日本では「障害者雇用促進法」という法律の下で、従業員40人以上の民間企業の事業所の場合2・5%の法定雇用率を上回る障がい者を雇用することが義務付けられています。

2026年には37・5人以上の民間企業で2・7%に引き上げられる予定です。法定雇用率とは法律で定められた雇用率（従業員のうち障がい者が占める割合）のことで、対象になる企業はその雇用率を超えた人数の障がい者を雇用しなければなりません。

例えば1000人の従業員を雇っている民間企業の事業所は25人の障がい者を雇わなければならない

### 法定雇用率と従業員数

**従業員[*]40人以上の民間企業は法定雇用率で定められた割合以上の障がい者を雇用しなければならない** ＊常用労働者

| | |
|---|---|
| 従業員 40 人<br>（40 × 2.5%）<br>障がい者 1 人 | 従業員 100 人<br>（100 × 2.5%）<br>障がい者 2 人<br>※小数点以下は切り捨て |
| 従業員 500 人<br>（500 × 2.5%）<br>障がい者 12 人<br>※小数点以下は切り捨て | 従業員 1000 人<br>（1000 × 2.5%）<br>障がい者 25 人 |

国・地方自治体、一定の特殊法人の法定雇用率は 2.8%、都道府県の教育委員会は 2.7%

※短時間労働者（週所定労働時間 10 時間以上 20 時間未満）の精神障がい者、重度身体障がい者は 1 人をもって 0.5 人と算定する。

という計算になります。
障がい者を雇用するには作業施設や設備の改善、職場環境の整備、特別な雇用管理などの経済的負担を伴いますが、これを支えるのが「障害者雇用納付金制度」です。これは「障害者雇用促進法」に基づき、法定雇用率を満たしていない従業員100人以上の企業が不足する人数に応じて国に支払う納付金で、障害者雇用調整金、報奨金など各種の助成金として法定雇用率を上回っている事業主に対して支払われます。
障がい者雇用は、社会連帯責任の理念に立って、事業主間の経済的負担の調整を図るようなしくみの下で成り立っています。

## 障害者雇用納付金制度のしくみ

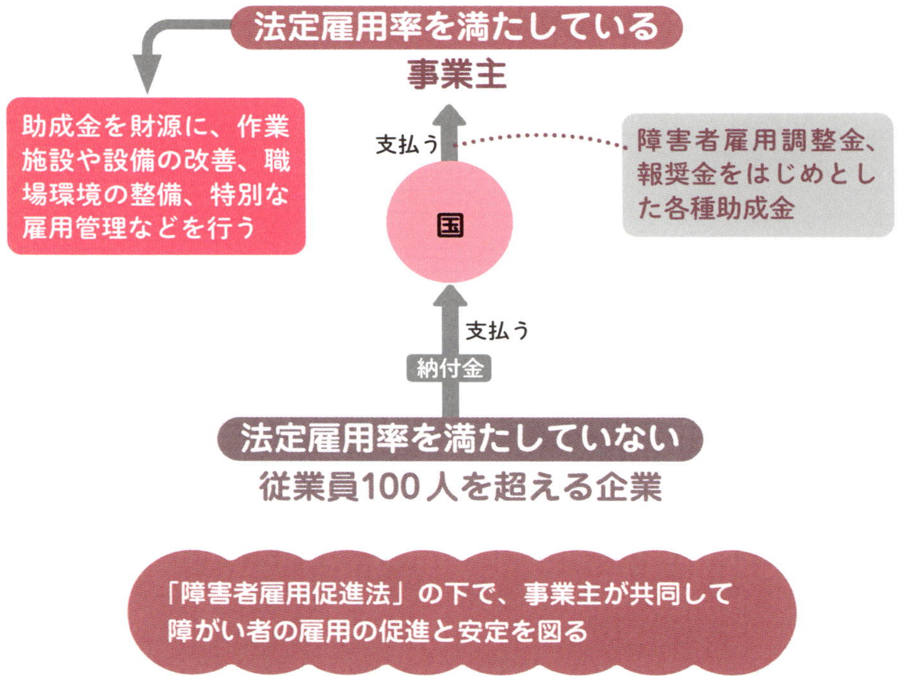

法定雇用率を満たしている
事業主

助成金を財源に、作業施設や設備の改善、職場環境の整備、特別な雇用管理などを行う

支払う

障害者雇用調整金、報奨金をはじめとした各種助成金

国

支払う

納付金

法定雇用率を満たしていない
従業員100人を超える企業

「障害者雇用促進法」の下で、事業主が共同して障がい者の雇用の促進と安定を図る

# 手帳を持っていない人も就労支援は受けられる

**手帳を取得していない人は支援機関の就労支援を受けて**

企業や団体に障がい者枠で就労できるのは、障害者手帳の所有者で、発達障がいのある人は、療育手帳もしくは精神障害者保健福祉手帳を持っている人が対象です。しかし自分が発達障がいだとわかっていても「手帳の取得に抵抗がある」と手帳を取得しない人も多くいて、その場合、障がい者枠での就労は不可能です。ですが手帳がなくても、発達障がいの診断書があるか、診断が下りていなくても社会生活に困難がある場合、ハローワーク、地域障害者職業センター、障害者就業・生活支援センター、障害者職業能力開発校などによる職業訓練や職場紹介など、必要な支援を受けることができます。

「手帳を持っていなければ就労に不利なの？」と不安になることはありません。公的・民間の支援機関で就労支援が受けられ、そこをステップに働いている人はたくさんいます。

そうしたところで様々な支援を受け、それぞれの状況に適した職場で働いている人は大勢います。ぜひ支援機関を利用しましょう（それぞれの支援機関によって利用条件が異なりますので、事前に確認してください）。

## かかりつけ医を持っておこう

支援機関の利用などで発達障がいの診断書が必要な場合、かかりつけの精神科医に依頼することになりますが、かかりつけ医がいない場合、新たに受診することになります。その場合、診察、診断、診断書の発行まで時間を要します。障害者手帳を取得する場合も、かかりつけ医に申請に必要な書類を記載してもらいます。これまでの経過を把握しているかかりつけ医の存在は、進学、就労と子どもの人生の様々な場面で必要になります。かかりつけ医は持っておくと安心です。

## 手帳がなくても就労支援は受けられる

※障害者手帳を持っていない場合、医師の診断書や意見書、自治体が発行する受給者証（64ページ）などが必要になることがあります。詳しくは利用を希望する施設に直接問い合わせを。

### 地域障害者職業センター

全国都道府県に設置。職業リハビリテーションサービスや事業主向けの相談や援助を実施。→ 124ページ

### ハローワーク

もっとも身近な国が運営する職業相談所。→ 128ページ

公的支援サービス

手帳がなくても大丈夫

### 就労移行支援事業所

学校に通うような感覚で通所しながら就職のサポート訓練が受けられる比較的小規模な施設。→ 132ページ

### 障害者職業能力開発校

国及び都道府県が運営する施設（全国に19校）。一般企業への就労を目指す障がい者の職業訓練を行う。→ 136ページ

### 障害者就業・生活支援センター

全国に337センターあり、就労及び日常生活の支援を行う。→ 122ページ

# 就労時期が来たら相談窓口に行こう

「そろそろ就職のことを考えなければ」というときに、頼りになるのが就労支援の窓口。豊富な情報とアドバイスが得られ、多くの人が利用しています。

**地域障害者職業センター（124ページ）**

ハローワークと連携の上、職業評価や職業準備支援、就職後のジョブコーチ支援などを実施。

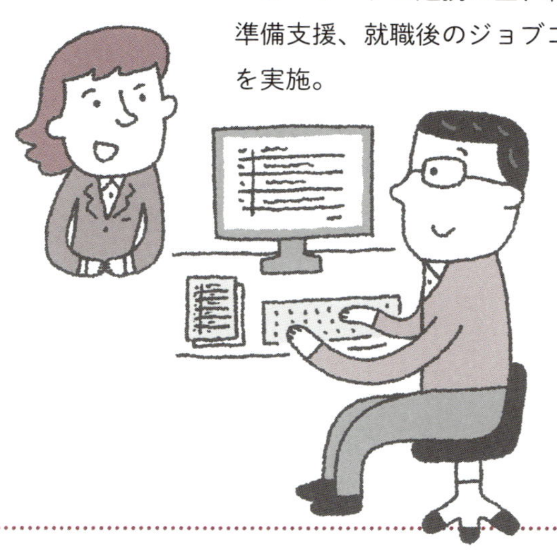

## 子どものニーズに合った就労支援機関に相談を

子どもが就労支援に関わる時期は、一般的に特別支援学校の高等部や高等特別支援学校、高校、専門学校や専修学校、大学などを卒業する時期です。

他に学校を卒業して就職、退職し、再就職を目指している人も就労支援が受けられます。

就労する時期が来たなら、ぜひ障がい者の就労相談窓口を訪ねましょう。ここに相談者のニーズごとの支援機関を紹介しました。あらかじめどこの相談先がよいのか検討し、子どものニーズに合ったところで相談するとよいでしょう。それぞれの支援機関の詳しい内容は、122ページから解説します。

## 発達障がいのある人のニーズ別相談窓口

**じっくり相談に乗ってほしい**

- 少しずつ就労に向けた準備を進めたい
- 職業定着のための支援をしてほしい

など

### ハロー ワーク・サポステ・ジョブカフェ（140ページ）

ハローワーク、サポステやジョブカフェなどの各窓口で、コミュニケーション能力に課題を抱えている求職者の相談に乗り、ニーズにあった就労支援機関に結び付ける（若年コミュニケーション能力要支援者就職プログラム、138～139ページ）。

### 障害者就業・生活支援センター（122ページ）

雇用や福祉、教育など地域の関係機関とネットワークを形成し、就労面及び生活面での相談・支援を行う。必要に応じてセンターに配置されているジョブコーチを派遣して定着支援を行うことも。

**すぐにでも就職したい**

- 具体的な就職先を紹介してほしい

など

### ハローワーク（128ページ）

福祉、教育等関係機関と連携したチーム支援による就職準備、トライアル雇用、職場定着まで一貫した支援を行う。

障害者就業・生活支援センター

# 生活、健康、就労全般をサポートする

全国に点在し、障がいのある人の生活面と就業面の相談と支援を行います。障がいのある人にとって、身近な支援機関の一つです。

障害者就業・生活支援センターは、障がいのある人が自立した職業生活を送るために、雇用、保健、福祉、教育などの関係機関と連携しながら身近な地域における就業面及び生活面の支援を行います。運営はＮＰＯ法人や社会福祉法人で、２０１４年には全国に21センターでしたが、２０２４年には３３７センターに拡充されています。利用する場合、必ずしも障害者手帳の必要はありませんが、受給者証（64ページ）が必要になることもあります。事前に希望するセンターに確認を。似たような役割を担う機関には、市区町村が直接運営する障害者就労支援センターもあります。

支援内容はセンターによりますが、健康や生活面の相談、就労相談の他に、必要に応じて職業適性のアセスメントや就労に向けた準備訓練、訓練先施設や事業所の紹介、他の支援機関への紹介も行います。また雇用する事業主への支援も行い、企業実習についての相談やジョブコーチ（左）を用いた定着支援の他、利用者に必要な様々な情報を提供します。

### ジョブコーチ（職場適応援助者）とは？

国が指定する養成研究を受け、障がい者が円滑に就労できるように職場に出向いて支援環境を整える者のこと。仕事の適応、コミュニケーションの改善の他、雇用側への助言や提案、障がい者の家族への支援など多岐に及んだ支援を行います。

## 雇用と福祉のネットワーク

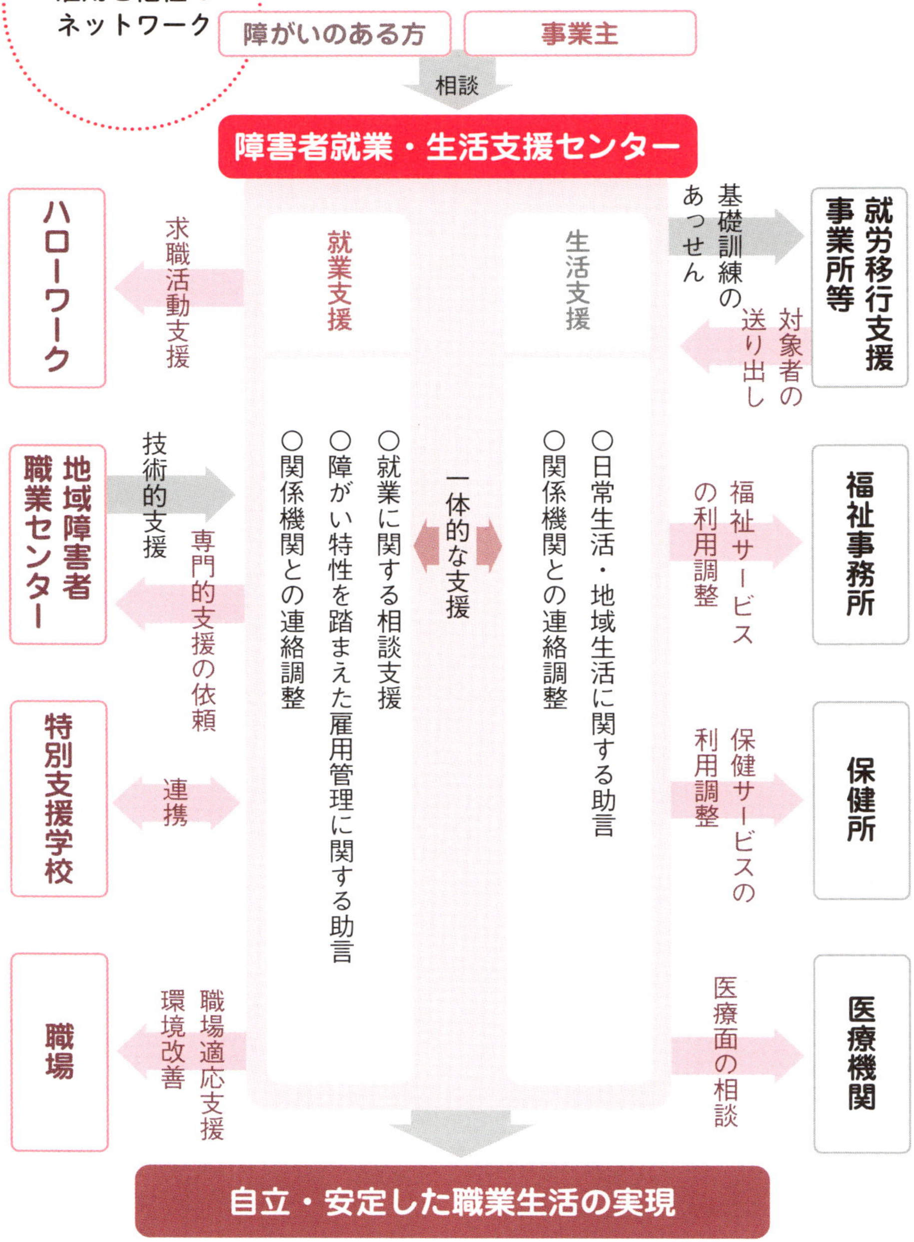

障がいのある方
事業主
相談
障害者就業・生活支援センター

就業支援
○就業に関する相談支援
○障がい特性を踏まえた雇用管理に関する助言
○関係機関との連絡調整

一体的な支援

生活支援
○日常生活・地域生活に関する助言
○関係機関との連絡調整

ハローワーク：求職活動支援
地域障害者職業センター：技術的支援／専門的支援の依頼
特別支援学校：連携
職場：職場適応支援／環境改善
就労移行支援事業所等：基礎訓練のあっせん／対象者の送り出し
福祉事務所：福祉サービスの利用調整
保健所：保健サービスの利用調整
医療機関：医療面の相談

自立・安定した職業生活の実現

出典：厚生労働省ホームページ「障害者就業・生活支援センターの概要」より

地域障害者職業センター①

# 就労に向けた具体的な相談と支援を行う

## 障がいの種類や手帳の有無に関係なく利用できる

地域障害者職業センターは、全国47都道府県に設置され、障がい者の就職に向けた相談・支援を行っています。

「ハローワークなどで就職先を探しているけれど、なかなか採用されない」「就職は決まったけれど、仕事が続けられるか不安」「仕事をしているけれどうまくいかない」など、職業生活を送る上で、障がいによって様々な課題が生じている人であれば、障がいの種類、手帳の有無に関係なく利用できます。

個々の相談内容に応じて支援内容を検討、カリキュラムを作成、職業リハビリテーション計画を立て、それをもとに支援します。利用申し込みは事業者でもかまいません。実施する支援の一つに、職場で必要とされるコミュニケーション能力や作業能力の向上を支援する「職業準備支援」があり、障がい特性に応じた支援メニューを組み、個々の特性や目的に合わせた支援を行います。

障がいがあることで働きにくさや困り事を抱える人に向けたきめ細かな支援、就職後のフォローまで、障がいのある人の就職を総合的に支えます。

**求職活動支援**
地域のハローワークと協力して、事業所面接への動向など、求職活動を支援する。

↓

**就職**

↓

**フォローアップ！**
ジョブコーチを派遣して働きやすい職場環境の形成をフォローする。

## 職業準備支援の流れ

**相談・申し込み**
※本人もしくは事業主

→ **支援プランの作成のための相談**

→ **支援プランの作成**
利用者の目的に合わせて様々なプログラムを組み合わせた個別のカリキュラムを作成

### 支援メニュー

一人ひとりの状況に応じて支援メニューを選択

#### 作業

- ◆作業面での自分の特徴を振り返りながら課題への対処方法などを検討する
- ◆個別の事務、実務作業
- ◆わかりやすい作業手順書やメモの取り方について（マニュアル作成トレーニング）

※標準的な支援期間は8週間

#### 講座

**職場定着に関するスキル向上のための講座・グループワーク**

- ◆職場でのコミュニケーションスキルの向上（アサーション*、ロールプレイによる演習）
- ◆ストレス対処（ストレスサインと対処、個々の課題への問題解決トレーニング）
- ◆特性の整理について（発達障がいの特性、考え方の癖を見直す方法）など

＊相手を尊重した上で自分の意見を主張する手法。

**職業に関する知識・スキル習得の講座**

履歴書の書き方、求人票の見方、模擬面接、障がいのオープン、クローズについて　など

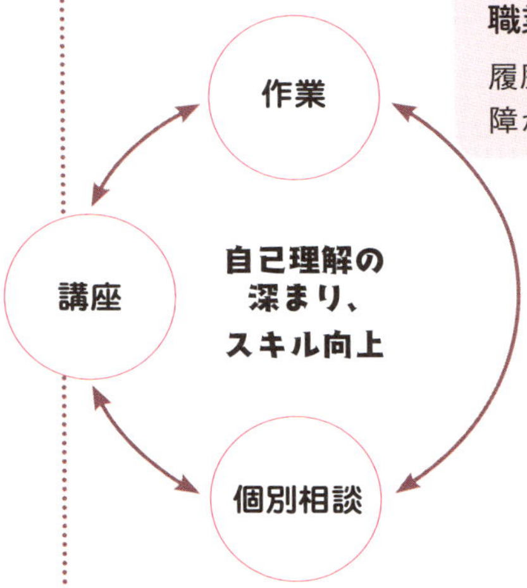

作業 ⇔ 講座 ⇔ 個別相談

**自己理解の深まり、スキル向上**

※東京障害者職業センターのホームページを引用、改編。

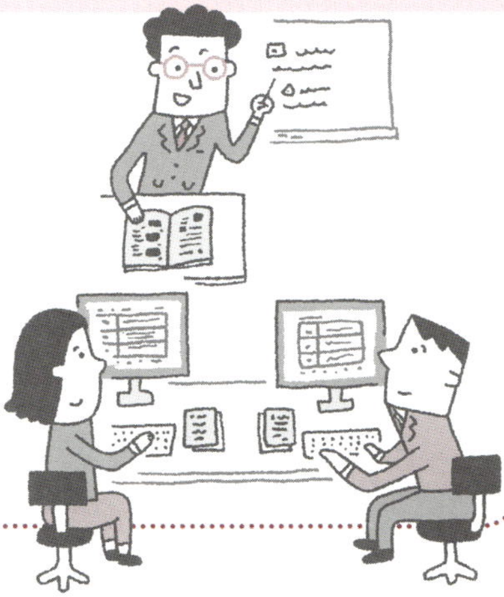

地域障害者職業センター②

# ジョブコーチによる支援で、就職後も手厚く支援

職場準備支援で自信がついても、実際に就労となると様々な問題につまずくこともあります。そんなときに頼りになるのがセンターから派遣されるジョブコーチによる支援です。

## ジョブコーチによる支援の流れ

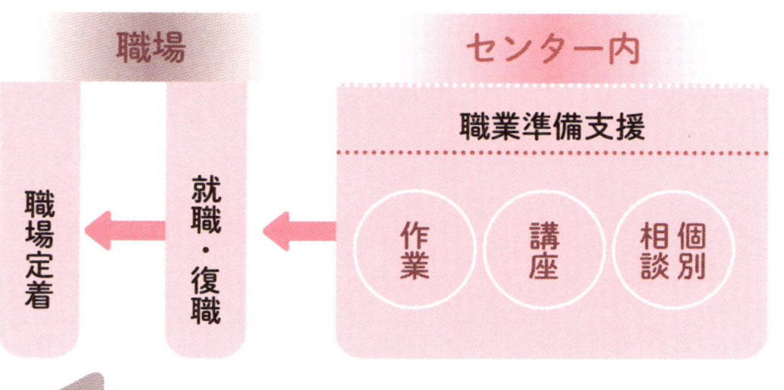


センター内での支援からジョブコーチが関わることで、就職後にジョブコーチ支援を受ける場合もスムーズに移行できる。

## 就労後のジョブコーチ支援の例

case1

**ジョブコーチによる支援**

本人と事業主の悩みを聞いて、お互いのコミュニケーションを円滑にする助言を行う。本人に対しては疲労やストレスのセルフケアに関する助言、事業主に対しては職場内のラインケア*に関する助言を行う。

＊ラインケア…課長や部長など職場の直属の上司や管理監督者が従業員のいつもと違う様子にいち早く気づき、相談対応、職場環境改善などに努めること。

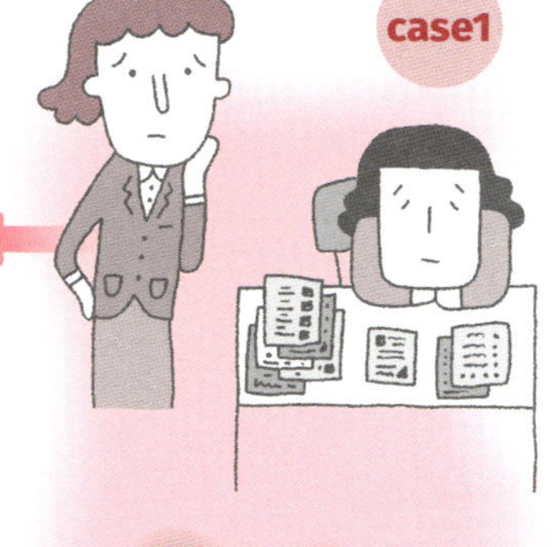

**本人の悩み**

・上司や同僚とのコミュニケーションが苦手
・仕事と生活の両立の仕方がわからず、疲れやすい

**事業主の悩み**

・コミュニケーションの取り方についてどうアドバイスしてよいのかわからない
・無理をせずに心身の安定に努めてほしい

## 本人への支援、事業主への指導で、状況を改善する

職業準備支援を受けて就職しても、仕事がうまくいくとは限りません。講座（125ページ）で一定のコミュニケーションスキルを獲得したつもりでも、実際の職場で活かせないこともよくあります。また発達障がいのある人は環境の変化にも弱いので、例えば上司が変わったことがきっかけで、仕事がうまくいかなくなることもあります。

センターでは、そうしたトラブルに対応するために職場にジョブコーチ（122ページ）を派遣して、職場の中で働きやすい環境づくりを支援します。

ジョブコーチによる支援は、具体的な支援計画をもとに、本人の他、事業主にも指導の仕方や接し方などを指導します。そうしていずれジョブコーチがつかなくても職場と本人とでうまく仕事が遂行できる職場環境を形成します。

case2

### ジョブコーチによる支援

職場を訪問し、作業の状況や職場環境などを確認。本人に適した仕事のやり方、指導方法について本人と事業主に助言、援助を行う。

### 事業主の悩み

・仕事のやり方を教えても覚えない
・効果的な指導方法がわからない
・任せる職務がわからない

### 本人の悩み

・仕事が覚えられない
・ミスが多くて落ち込む
・仕事のペースがつかめない

ハローワーク①

# 国が運営する最も身近な職業紹介所

**全国500カ所以上あり、障がい者関連窓口も設置**

ハローワーク（公共職業安定所）の主な業務は、一つは仕事を求めている「求職者」と、人材を求めている「求人者（事業者）」の雇用関係が成立するようにあっせんする「職業紹介」、もう一つは求職者の仕事選びや就労条件の取り決め、仕事に必要な技能を習得するために必要な職業訓練に関する相談といった「就職支援サービス」です。

他に労働組合や地方公共団体などからの情報提供をはじめとした協力を通して、求人・求職の開拓も行っています。

また、ハローワークには障がいのある人のための「障害者関連窓口」があり、求職の申し込みから就

豊富な求人情報を持ち、求職者の特性に合った就職先を開拓したり、必要に応じて専門の支援機関につなげるなど、様々なサービスを提供する公的機関です。

**ハローワーク利用の流れと受けられる支援**

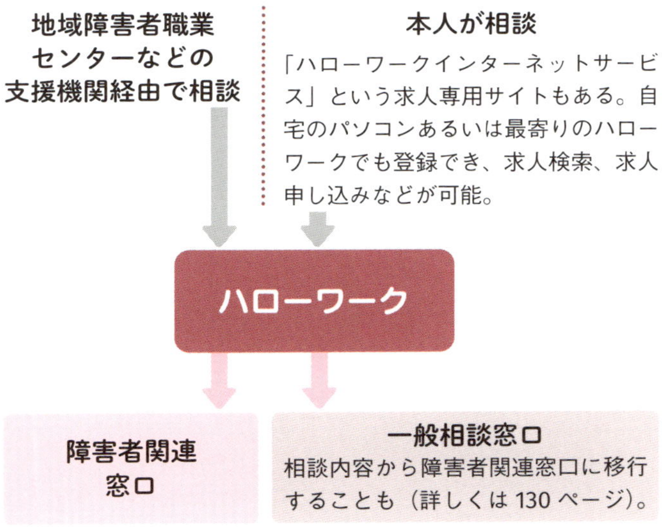

**地域障害者職業センターなどの支援機関経由で相談**

**本人が相談**

「ハローワークインターネットサービス」という求人専用サイトもある。自宅のパソコンあるいは最寄りのハローワークでも登録でき、求人検索、求人申し込みなどが可能。

↓

**ハローワーク**

↓

**障害者関連窓口**

**一般相談窓口**
相談内容から障害者関連窓口に移行することも（詳しくは130ページ）。

職後のフォローアップまで、一貫した決め細かな職業指導や支援を実施しています。

発達障がいのある人の場合、ほとんどがインターネットなどを見て直接来所するか、支援機関からの紹介で来所します。その場合、診断書や障害者手帳があれば障害者関連窓口が担当し、希望に応じて障がい者枠の求人もしくは一般の求人が紹介されます（手帳や診断書がない人については130ページ）。窓口では必要に応じて履歴書の書き方を指導したり、生活面を含めた幅広い支援を希望するなら、障害者就業・生活支援センター（122ページ）などの支援機関につなげることもあります。

## ハローワークの障がいのある人向けの支援

### 応募書類の書き方や面接指導

履歴書の書き方の指導、模擬面接など障がいの特性に合わせた支援を行う。

### 専門の相談員がサポート

障がいに理解のある専門の相談員が対応し、仕事探しから就職後の定着まで支援。

### 支援機関との連携・サポート

地域の障害者就業・生活支援センターや地域障害者職業センターなどの支援機関と協力して、就職から定着まで一貫した支援を実施。

### 事業所実習や個別の求人開拓

連携する支援機関との協力で、希望する事業所で実習を受けることもできる。他に、求職者が希望する条件に合うような求人を事業主に依頼して出してもらうなどきめ細かなサポートも。

↓

**就職先のあっせん・紹介**

↓

**トライアル雇用（152ページ）・一般雇用**

ハローワーク②

# 専門の相談員によるアプローチで就労支援へ

「自分は発達障がいかもしれず、就職に不安がある」「面接がうまくいかない」。ハローワークでは、こうした人の様々な悩みや特性を踏まえ、専門家による支援体制を敷いています。

## 一般窓口への相談から障がい者専門の相談員が対応

ハローワークの窓口には、①手帳を取得していて、障がい者枠で働きたい、②手帳を取得しているが障がい者枠か一般枠で求職するか悩んでいる、③発達障がいの可能性があることに気づかないまま何回も就職面接で失敗したり、仕事が長続きせず転職を繰り返したりしている……。そんな人たちが相談に来ます。相談先は、①は障害者関連窓口、②③は主に一般相談窓口です。

②③の場合、その相談内容から就職支援ナビゲーターや精神障害者雇用トータルサポーター（下）などが対応し、個々に合わせたアプローチをかけ、発達障がいの専門機関に誘導することもあります。

**就職支援ナビゲーター**

就職支援の専門家。個々の状況に配慮しつつ適性を的確に把握して、職業紹介を行うための援助を明確にし、職業相談、紹介を行う。

**精神障害者雇用トータルサポーター**

精神保健福祉士や公認心理師などの資格を持つ専門家が、求職者に対するカウンセリング、就職に向けた準備プログラムなどを実施。他に雇用者側に対して発達障がいなどの障がいのある人の雇用に関わる課題解決のための相談や援助業務を行う。

ハローワークの

## 求職で悩んでいる人へのフォロー

手帳はあるけど、就職は一般？障がい者？

職場でトラブルが多くて、転職ばかりしている

人間関係がうまくいかない

就職面接に落ちてばかりで就職できない

もしかして自分は発達障がい？

**ハローワークの一般相談窓口に相談**

**就職支援ナビゲーターや精神障害者雇用トータルサポーターが対応**

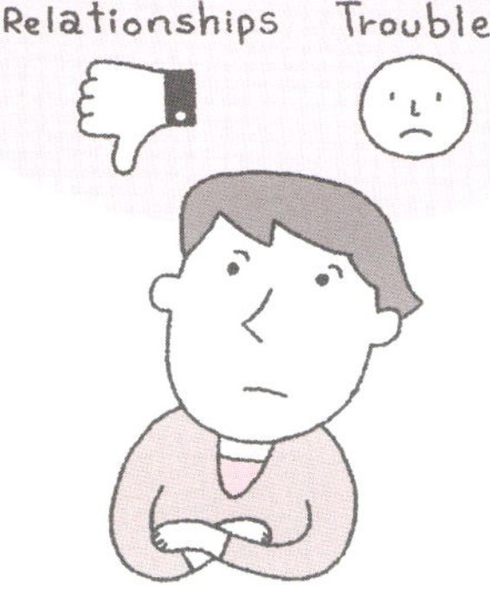


必要に応じて

**地域障害者職業センター**など、

個々の特性に応じた支援機関につなげる

ただし「自分は発達障がいかもしれない」という疑念がなく、面接や就労がうまくいかないことを第三者や職場のせいだと思い込んでいる場合、支援機関への誘導が難しい場合も。

就労移行支援事業所①

# 就職準備、訓練、就職活動、定着まで長期で支援する

比較的小規模な事業所が多く、一般企業への就職を目指す人が利用します。じっくり職業訓練を受けて希望する仕事に就きたい人におすすめです。

## 入所から就労までの流れ（参考例）

※障害者手帳がなくても「障がいもしくは難病を抱えている」「一般企業への就職を目指している」「受給者証（64ページ）を持っている」「18歳以上65歳未満である」の4つの条件を満たしていれば利用できる。

本人から直接

地域障害者職業センターなどの支援機関から

ハローワークからの紹介

**事業所に連絡・個別相談**

面接・見学

体験通所

**通所開始**

午前中（あるいは午後）のみ、週3回の通所など、通所ペースを選べる事業所も多い。

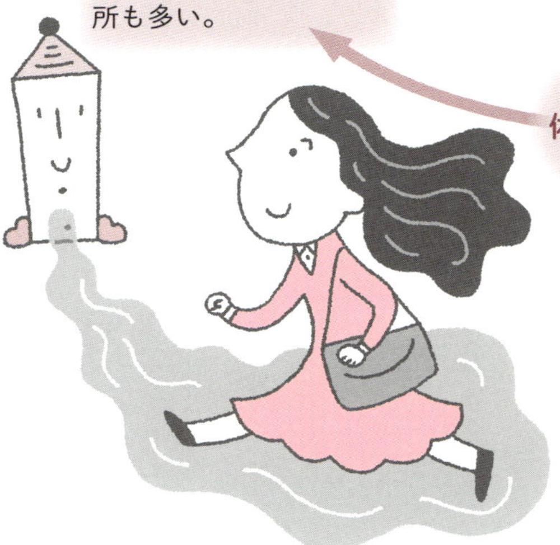

## 最長2年で、就職、定着に向けた支援を行う

就労移行支援事業所とは、障害者総合支援法に基づいた福祉サービスを提供する場所です。障がいもしくは難病のある18歳以上65歳未満の人が利用でき、一般企業での就労に必要な知識や能力向上のために必要な準備訓練から個々の適性に合った職場探し、就職後の定着まで一貫した支援が受けられます。

運営は国からの補助を受けた社会福祉法人、一般社団法人、NPO法人、株式会社など様々です。

ハローワークから紹介されたり、本人が直接最寄りの事業所に申し込んだり、あるいは障害者就業・生活支援センター（122ページ）などで実習を受けたあとに紹介されることもあります。利用料はほとんどの場合かかりませんが、世帯所得に応じて利用者負担額の上限が適用されると有料になることも。支援期間はおおむね半年から最長2年。入所から就職までの参考例をここに紹介しました。

**個別の計画書を作成**
職員の意見も聞きながら自分自身の課題をあげ、修正するためにできることなどを書いた計画書を作成する。

**計画書の例**

**最終目標**
**事務系の仕事に就くためのスキルを磨きたい**

**今の自分の問題点**
・興味のあることに夢中になり、やるべきことを忘れることがある
・仲間とのコミュニケーションが苦手

**努力できると思うこと**
・やるべきことを先にやって、興味のあることはあとにするように心がける
・ソーシャルスキルを磨く訓練を受けて苦手を克服したい

**訓練スタート**
最長2年！

**定着支援**
（134ページ）

就労移行支援事業所②

# 発達障がいのある人向けの訓練が充実した事業所を

**複数の事業所で訓練内容を聞いてから入所を決めて**

就労移行支援事業所によって支援内容は様々です。発達障がいのある人向けの支援を行う事業所では、「生活リズムを整える」「集中力を身につける」といった就労準備訓練、相手の気持ちを理解するための「ソーシャルスキルトレーニング」「電話対応」など、ニーズの高い訓練を取り入れているところもあります。就職先はハローワークから紹介される他、企業とのパイプが太い事業所では、直接の求人募集が多いところもあります。インターネットなどの情報でよさそうな事業所があれば複数に連絡を入れ、訓練内容や就職活動、就職後の定着支援についてよく聞いてから入所を検討しましょう。

全国に3300カ所以上ある事業所すべてが発達障がいのある人の特性を意識した支援を行っているとは限りません。第三者の意見も聞いて、自分に合った事業所を探しましょう。

### 失敗しない事業所の選び方は？

就労移行支援事業所の中には、パソコンのスキルや事務作業のスキルを教えるだけで、あまり障がい特性に合わせた訓練を実施していないところもあるようです。「インターネットの情報だけではどこがよいのかわからない」という場合、直接事業所に問い合わせて、訓練内容を聞いてみるとよいでしょう。ハローワークの障害者関連窓口や障害者就業・生活支援センターなどの支援機関が就労移行支援事業所の情報を把握していることも多いので、そちらに相談してもよいでしょう。

なお、２０１８年度の障害者総合支援法改正によって「就労定着支援事業所」が新しく設けられました。これは就労移行支援事業所（または就労継続支援事業所→１１４ページ）などを経て就職後、就労移行支援事業所などによる定着支援を６カ月間受けたあとの定着支援を行います（最長３年）。

就労移行支援事業所が定着支援事業所の指定を取得していることも多く、その場合、長く同じ事業所によるバックアップが受けられるメリットがあります。

**職業訓練から定着支援までの流れ（例）**

**ソーシャルスキルトレーニング**
上手な聞き方や伝え方、頼み方など、人の気持ちや感情を理解する訓練を通して、社会生活に必要なスキルを身につける。

**ビジネスマナー**
あいさつの仕方、身だしなみ、報告・連絡・相談の仕方、敬語の使い方など職場で必要とされるマナーを身につける。

**電話対応**
「○○でございます」「さようでございますか」「少しお待ちください」など丁寧な受け答えの他、様々な状況に応じた電話対応の訓練。

**コミュニケーションの取り方**
レクリエーションなどを通して、チームワーク形成や人との距離感の取り方、関わり方を身につけ、自己認識や創造性を育成する。

**就労移行支援事業所による各種訓練**

↓

**就職**

↓

6カ月間　就労移行支援事業所による**定着支援**

↓　さらに

最大3年間　7カ月以降は就労定着支援事業所による**定着支援**

Backup

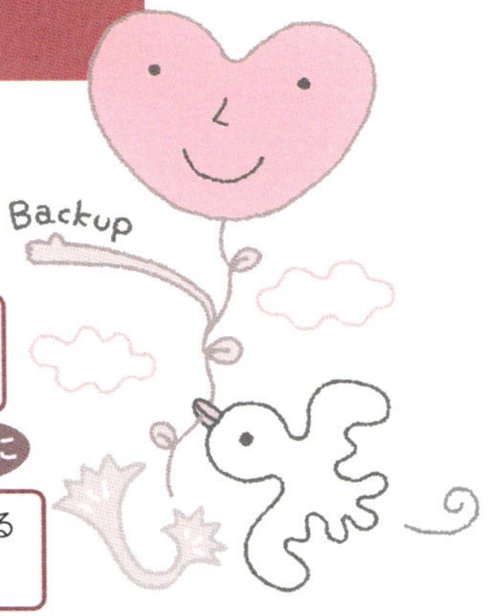

障害者職業能力開発校

# 仕事に必要な技術や知識を習得し、就職を目指す

発達障がいのある人の専門科目を設けている障害者職業能力開発校は全国に4施設と限られていますが、他校でもハローワークとの相談後、審査に通れば選考試験が受けられます。

**申し込みから就職までの流れ**

**ハローワーク**

障害者職業能力開発校で
職業訓練を希望

↓

最寄りのハローワークに相談

どの訓練科目がよいかなど、細かい相談もハローワークで。訓練科目によって募集時期が年に複数回ある場合も。

↓

入校申込書・応募書類を
ハローワークに提出

↓

審査に通過

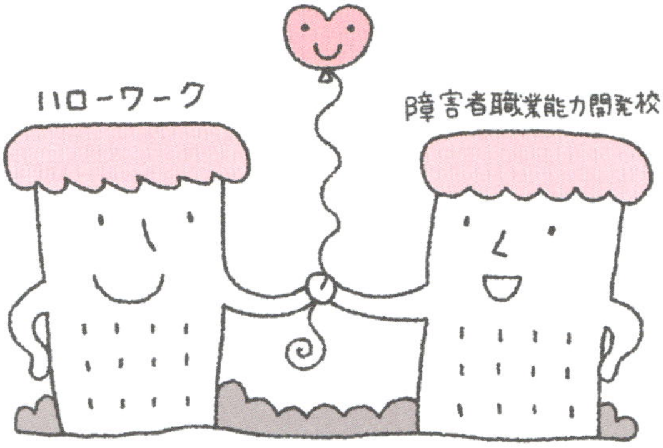

## 発達障がいのある人は、受験資格を満たしているか要確認

障害者職業能力開発校は、障がいのある人が社会で働くために、個々の障がい特性を踏まえて仕事に必要な知識や技術を身につけるための施設です。全国に国立13校、府県立が6校あり、申し込み窓口は最寄りのハローワークです。

発達障がい者を対象にした訓練科を設けているのは国立職業リハビリテーションセンター（埼玉県）、東京障害者職業能力開発校（東京都）、大阪障害者職業能力開発校（大阪府）、国立吉備高原リハビリテーションセンター（岡山県）の4施設。例えば東京障害者職業能力開発校には発達障がい者を対象にする「職域開発科」、大阪障害者職業能力開発校には「Ｊｏｂチャレンジ科」があります。発達障がい者を対象にした訓練科を設けていない施設でも受験資格を満たせば選考試験が受けられます。志望条件も含めて、詳しくはハローワークに相談を。

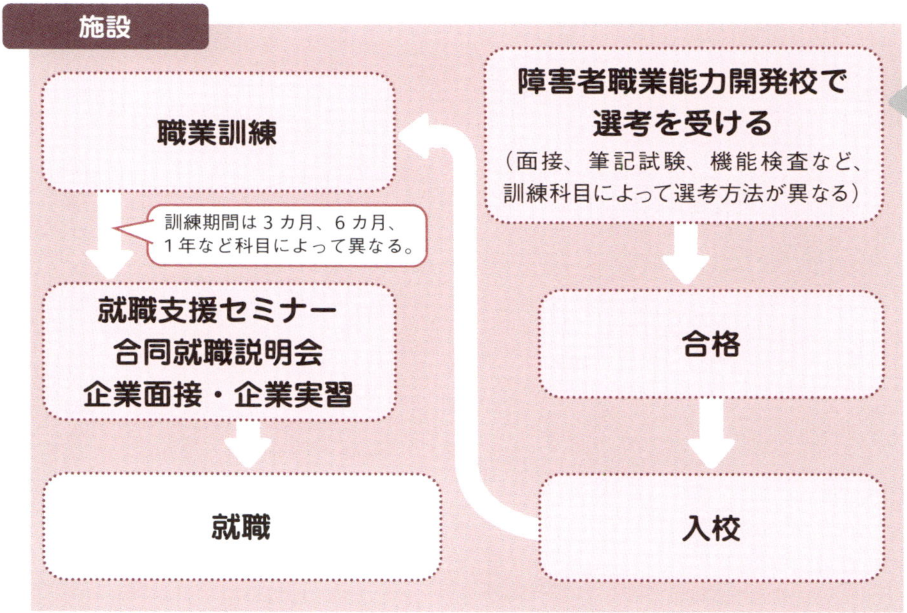

**施設**

| | |
|---|---|
| **障害者職業能力開発校で選考を受ける**（面接、筆記試験、機能検査など、訓練科目によって選考方法が異なる） | **職業訓練** ↓ 訓練期間は３カ月、６カ月、１年など科目によって異なる。 |
| ↓ **合格** | **就職支援セミナー 合同就職説明会 企業面接・企業実習** |
| ↓ **入校** → 職業訓練へ | ↓ **就職** |

# 広がる！　発達障がいが疑われる若者の就労支援

就職相談窓口で、「もしかして発達障がい？」という担当者の気づきを支援機関につなげる取り組みが広がっています。

**若年コミュニケーション能力要支援者就職プログラムの概要**

就職で悩んでいる若者の現状

コミュニケーション能力や対人関係に問題を抱え、就職活動がうまくいかない

苦手なことが多く、仕事が長続きしない

こうした困難さを抱える背景に発達障がいがある可能性が否定できない

↓

発達障がいがある、あるいはボーダーラインと思われる人を見つけて、適切な支援を行うことで就職の可能性が拡大する

見つけるきっかけは……

## 「若年コミュニケーション能力要支援者就職プログラム」とは？

発達障がいのある人には、①手帳を取得している、②診断はついているが手帳は取得していない、③発達障がいを自覚していても診断を受けていない、あるいは「発達障がいかもしれない」と疑念がある、④全く自覚がない、という人がいます。③④では、就職活動をしてもなかなかうまくいかない、就職しても転職を繰り返す、ということがよくあります。人によっては就職をあきらめていることもあります。

「若年コミュニケーション能力要支援者就職プログラム」は、③④の人たちを支援して、就労の可能性を広げようとする試みで、ハローワークや地域若者サポートステーション（サポステ）、ジョブカフェなどの就職支援機関、大学などの高等教育機関が連携して、各相談窓口で発達障がいの可能性のある人を見つけ、適切な支援機関に誘導し、就職につなげることを目指しています。

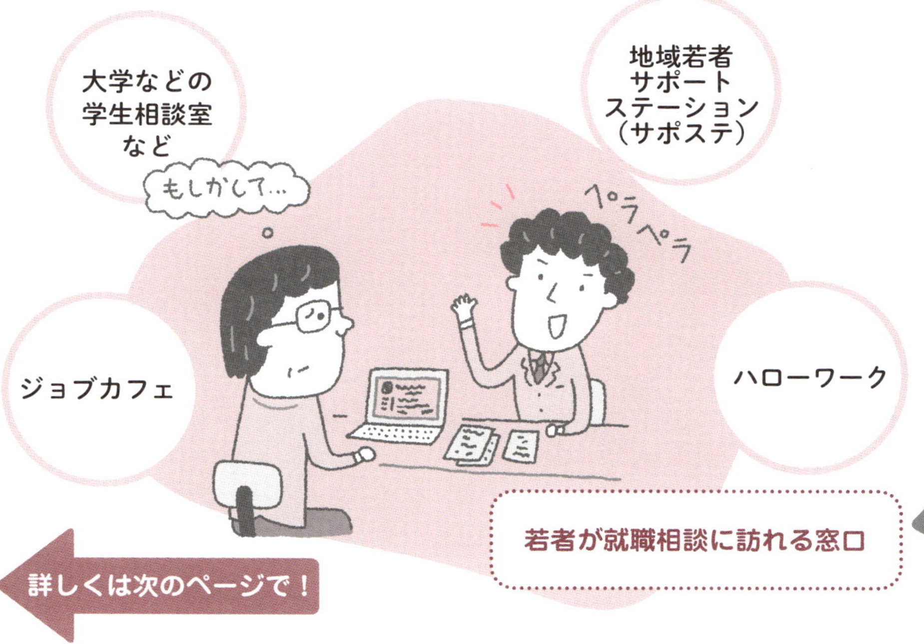

## 若年コミュニケーション能力要支援者就職プログラム

### 発見、支援、就職までの流れ

就職相談窓口に来る相談者の中で、発達障がいの可能性のある人を見つけて支援につなげる。

#### 主な窓口

**ハローワーク**（128 ページ）

都道府県に 500 カ所以上設置。仕事を探す人や求人事業主に対して必要なサービスを提供する公営の総合雇用サービス機関。

**ジョブカフェ（若年者のためのワンストップサービスセンター）**

若者が自分に合った仕事を見つけるための様々なサービスを受けられる場所で、46 都道府県に設置。各地域の特色を活かした就職セミナーや職場体験、カウンセリングや職業相談、職業紹介など多様なサービスを行っている。

**地域若者サポートステーション（サポステ）**

15 歳〜 49 歳の就職を希望する人をバックアップする支援機関（全国の都道府県に設置）。キャリア・コンサルタントによる専門的な相談やコミュニケーション訓練、協力企業への就労体験など様々な就労支援を行っている。

**大学などの就職課や学生相談室など**

各高等教育機関に設置。ハローワークと連携して、コミュニケーションや学習理解に問題があることが推測される学生の支援を行うところも。

### 新卒応援ハローワーク

大学や大学院、短大、高専、専修学校などの学生や卒業生のためのハローワークで、各都道府県に 1 カ所以上、全国に 56 カ所設置されています。一般窓口と障がい専門窓口があり、後者では「ジョブサポーター」と呼ばれる専門員が相談を受けています。「生きづらさを感じている」「対人関係が苦手」など「もしかして発達障がいかもしれない」という不安があるなら、まず一般窓口で相談し、今後について一緒に考えていくとよいでしょう。

## 希望に応じた支援の提供

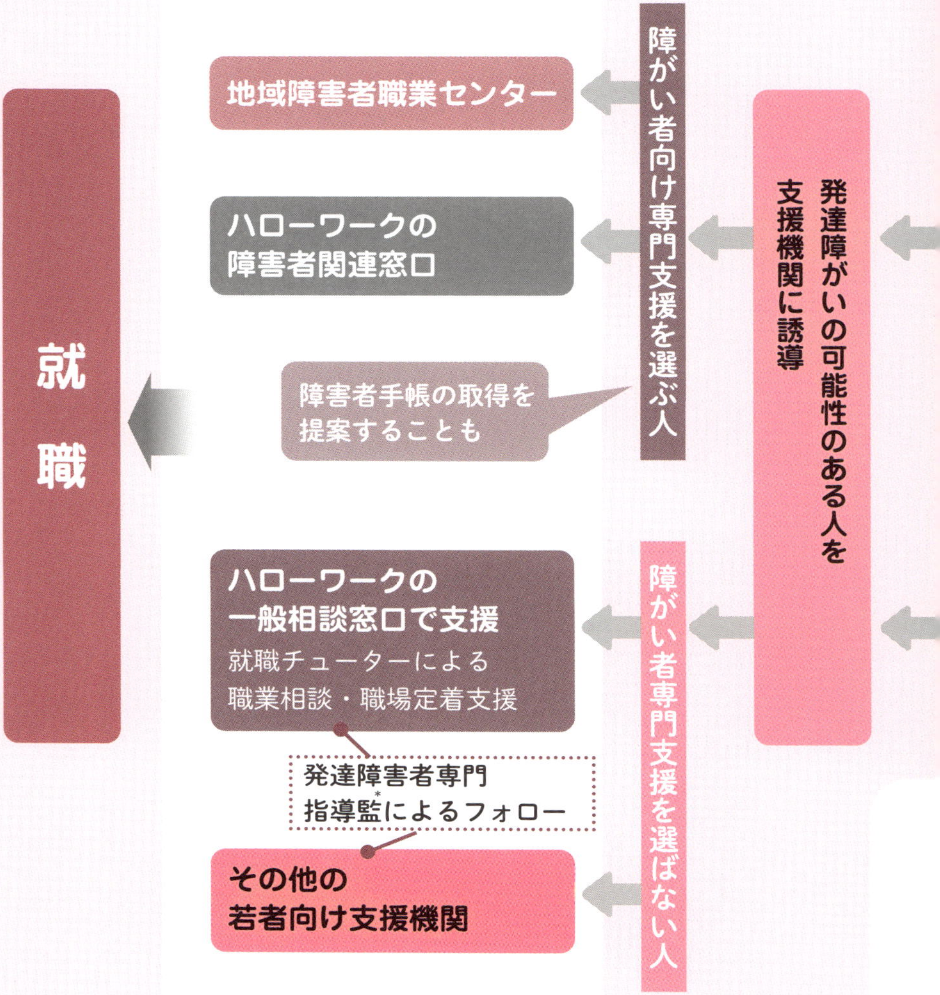

発達障がいの可能性のある人を支援機関に誘導

障がい者向け専門支援を選ぶ人

- 地域障害者職業センター
- ハローワークの障害者関連窓口

障害者手帳の取得を提案することも

障がい者専門支援を選ばない人

- ハローワークの一般相談窓口で支援
  就職チューターによる職業相談・職場定着支援
- その他の若者向け支援機関

発達障害者専門指導監*によるフォロー

就職

＊発達障害者専門指導監…労働局から委嘱された発達障がい専門の指導員。

# 発達障がいのある人の雇用

障がい者全体の雇用の増加に比例して、手帳を持っている、あるいは発達障がいと診断されている人の雇用も確実に増えています。数値を追って見てみましょう。

## 発達障がいのある人の雇用は5年で2倍以上に増加

厚労省が実施している「障害者雇用実態調査」によると、従業員5人以上の事業所の障がい者雇用は増え、発達障がいのある人は、2018年度では3万9000人、2023年度では9万1000人と2倍以上になっています。[※1] また平均勤続年数も2018年度では3年4カ月でしたが、2023年度では5年1カ月に伸びています。

障がい者雇用が増加した要因には、「障害者雇用促進法」における法定雇用率の引き上げ（116ページ）がある他、ダイバーシティ&インクルージョン[※2]の考え方を取り入れる企業が増えたことや特例子会社（148ページ）の増加もあげられます。

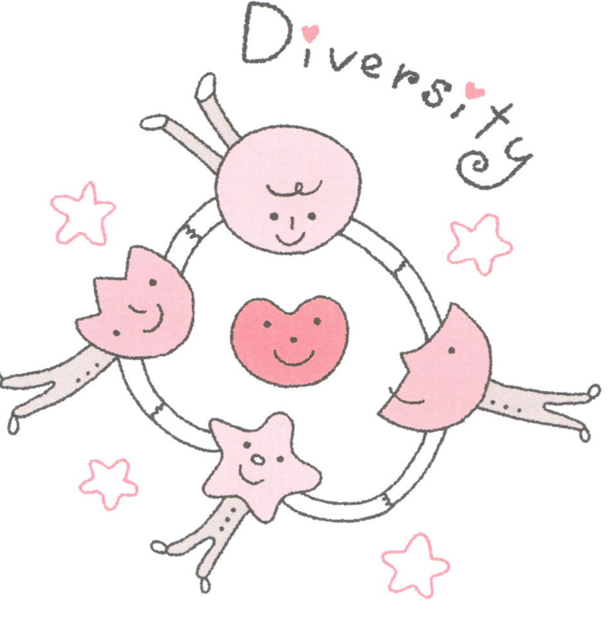

## 従業員５人以上の事業所に雇用されている障がい者の割合

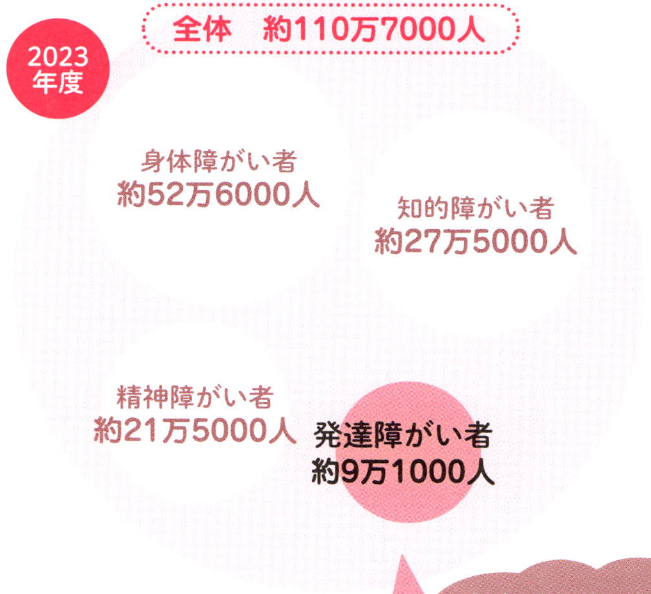

2023年度
全体　約110万7000人

身体障がい者
約52万6000人

知的障がい者
約27万5000人

精神障がい者
約21万5000人

発達障がい者
約9万1000人

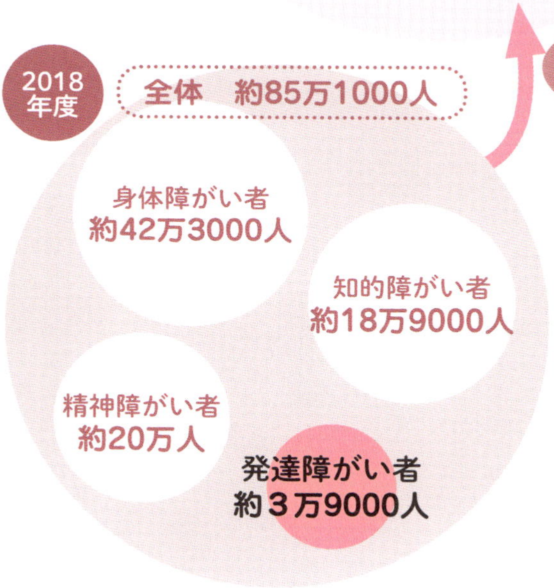

2018年度
全体　約85万1000人

身体障がい者
約42万3000人

知的障がい者
約18万9000人

精神障がい者
約20万人

発達障がい者
約３万9000人

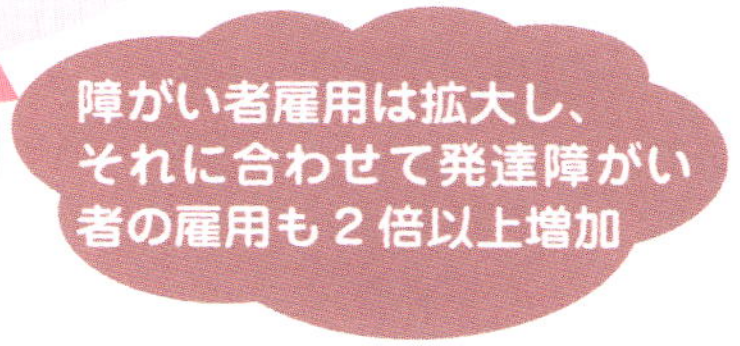

障がい者雇用は拡大し、それに合わせて発達障がい者の雇用も２倍以上増加

※１　2018年度から、精神障害者保健福祉手帳を所持していない発達障がい者（医師の診断により発達障がいを確認している者）も障害者雇用実態調査の対象にしている。

※２　人種や性別、障がい、年齢、宗教などにおいて異なる属性を持った人々が集まる組織や集団で、互いの考え方や個性の違いを受け入れ、ともに成長していくこと。

# 発達障がいを開示「する」「しない」で変わること

発達障がいがあることを「開示するかしないか」によって就労条件や環境は変わります。将来に関わることなので、支援機関などの意見を聞きながら親子でよく相談しましょう。

## 障がいを開示するかしないかは個人の自由

自分に障がいや病気があるなどの情報はプライバシーに関わることで、雇用する側が働く人（あるいは求人応募者）に「障がいがあるかどうか」の申告を強要することはできません。そうしたことから就職活動は、発達障がいがあることをクローズ（非開示）で進めるか、オープン（開示）で進めるかは個人の自由です。クローズにするなら一般枠での採用になり、業務内容も健常者と同じで、就職先と支援機関との連携したサポートも得られません。

一方、オープンにした場合は様々なサポートや配慮が受けやすくなります。就職活動をオープン、クローズどちらにするかは親子で、場合によっては主治医、支援機関も交えてよく相談して決めることが大切です。またオープンで就職活動を進める場合、自分のことを理解してもらうための「就労パスポート」の作成、活用も推奨されています。

### 就労パスポートとは？

働く上での自分の特徴やアピールポイント、希望する配慮などを整理したツール。就職活動中、就職時、就職後まで必要な支援や職場環境の整備について職場や支援機関と一緒に話し合う場面で活用できます。作成する場合は利用している支援機関の作成支援を受けましょう。様式や活用の手引きは、厚労省のホームページからダウンロードできます。

※厚労省 HP のサイト内検索で「就活パスポート」と入力。

https://www.mhlw.go.jp/

## 発達障がいをオープンにして得られること

### 障がい特性に応じた合理的配慮

- 労働条件（体調に配慮した休憩、休暇、短時間勤務、通勤時間への配慮など）
- 業務内容、業務量、作業環境の調整など
- 作業指示、コミュニケーションなど

**Check！**

「障害者差別解消法」の改正により、2024年4月から行政機関、事業者ともに「合理的配慮」（92ページ）が義務化。障害者手帳の有無に関係なく、障がいのある人の活動が制限される社会的バリアを取り除くために何かしらの対応が必要とされる場合、障がいのある人と事業者との話し合いで対応を検討、実施される。

### 様々な支援制度

- 専門機関による支援の利用（採用面接への同行・フォロー、ジョブコーチによる定着支援など）
- 障害者トライアル雇用制度の利用（152ページ）など

### 障害者専門の求人

- 障がい特性に応じた配慮やサポートを受けやすい求人に応募できる

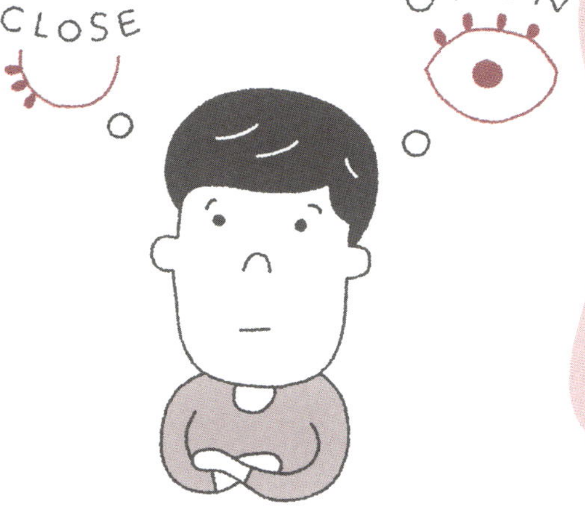


### クローズにして働く場合

障がい特性がセルフケアで対処できている、あるいは苦手や困難さがさほど影響を及ぼさない職種や職場環境ならクローズで働いている人もいる。ただし、障がいを隠すことがストレスになることも。職場と支援機関の連携した支援は受けられない。

# 障がい者雇用について知っておこう

**障がい者として就職するなら、就労支援機関などから情報収集を。それと合わせて働く上での前提になる基本的な生活習慣や身辺自立などができているかなども、再度見直して。**

## なるべく早くから子どもに合った企業などの情報収集を

障害者手帳を取得している人は、障がい者雇用の求人に応募できます。一定の規模を超える会社や国・地方公共団体などは、障害者雇用促進法の下で障がい者雇用を行っていますので、希望する場合は利用している支援機関やハローワークの障害者関連窓口、ハローワークインターネットサービスなどから情報を得るようにしましょう。

会社によっては発達障がい者よりも知的障がい者や身体障がい者などの雇用が多いところ、あるいは発達障がい者の雇用が多いところなど、雇用の傾向に違いがあります。

中には、探求心の強さや記憶力のよさなど、発達障がい者の特性を求めて、より多くの発達障がい者を雇用している会社もあります。

また一般雇用と同様に、障がい者雇用も人気の会社ほど競争率が高く狭き門です。なるべく早いうちからどんな働き先がよいのか親子で相談し、興味を持った会社や組織のホームページを見たり支援機関の担当者に相談したりして情報を得て、アドバイスを受けながら就職を目指しましょう。

なお、会社などに雇用されて働くためには早いうちから職業人としてのベースができていることが前提です。就職を考える前に身につけておくべきことのポイントを左下にあげてみました。

## 求人募集の中心はハローワーク

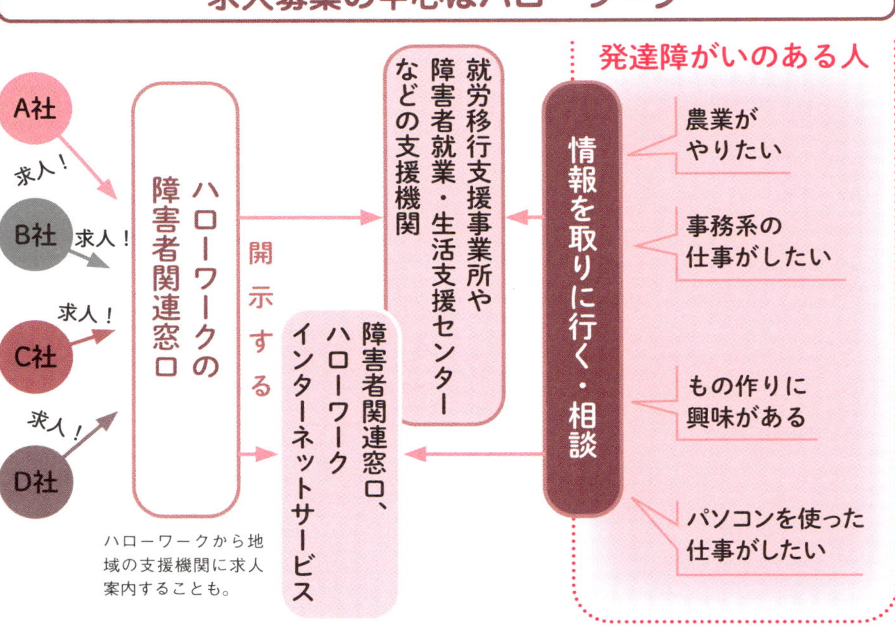


## 職業人のベースになるものを身につけて

あいさつができる

仲間と協調できる

人からのアドバイスを素直に受け入れられる

困ったときは誰かに相談できる

健康管理、規則正しい生活習慣、身辺自立ができている

「仕事の成果として賃金が支払われる」など、仕事をすることの意味が理解できる

etc…

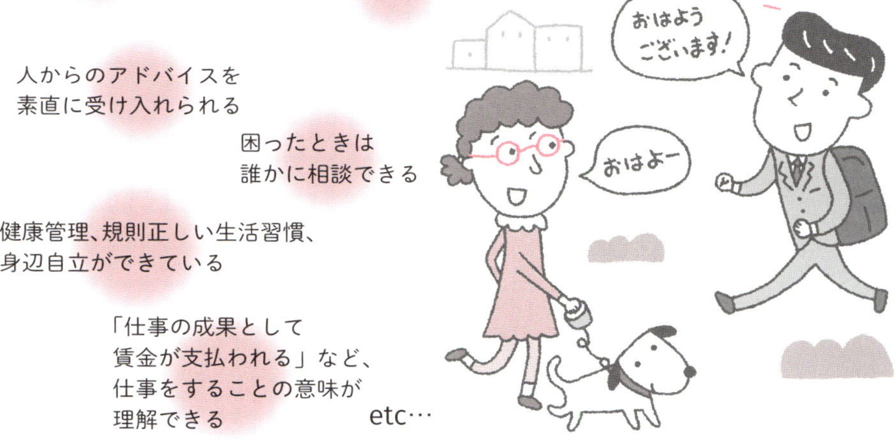


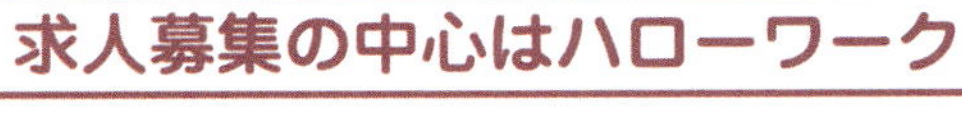

# 障がい者雇用に特化した特例子会社

**障がい者のための一定の配慮があることが条件**

特例子会社とは、障がい者の雇用と安定を目的に企業が設立した子会社。障がい者が働きやすいよう様々な配慮がされているなど、一定の条件を満たし、厚労省に認可された会社です。

障害者雇用促進法では、40人以上の従業員を雇う民間会社は2・5％を上回る障がい者を雇用する法定雇用率の義務があります。特例子会社の場合、親会社とは別法人でも親会社やグループ会社全体の一事業所とみなされ、法定雇用率に算定できます。

元々従業員数の多い会社では雇用する障がい者も増えるため、特例子会社を設立してそこに特化した事業を行ったほうが環境整備や指導もしやすく、生産性も高くなるという利点があります。他に、特例子会社があることで「障がい者の社会参加に貢献している」と、会社のイメージアップにもなります。

法定雇用率の段階的な引き上げの影響もあり、特例子会社の認定を受ける会社は増え続け、２０２４年６月１日時点では６１４社になっています。

特例子会社は、障がい者と雇用する側（会社）にとって様々なメリットのある制度。今は多くの会社が特例子会社を設立し、障がいのある人の雇用機会が拡大されています。

## 特例子会社は増えている

2004年 153社

2014年 391社

2024年 614社

※厚生労働省資料「『特例子会社制度』の概要」より抜粋（148、149ページ）。

## 特例子会社制度の概要

### 特例子会社を持たない会社

従業員

障がい者

従業員 40 人以上で
2.5% を上回る
障がい者を雇用

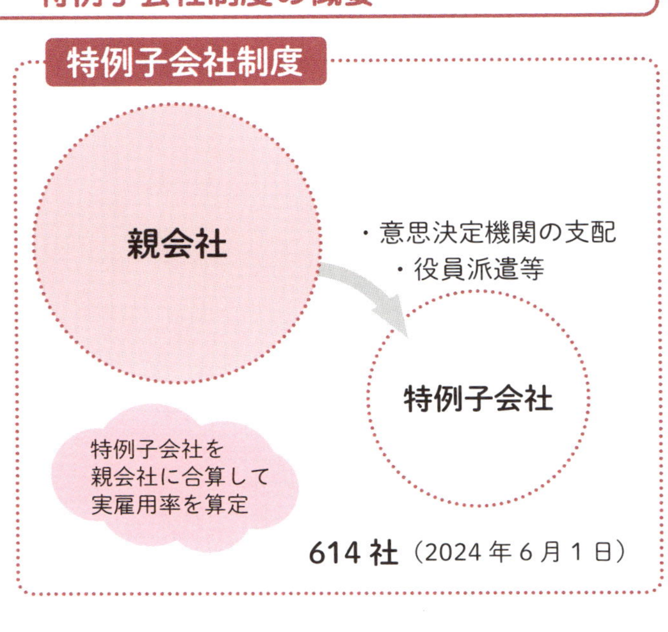


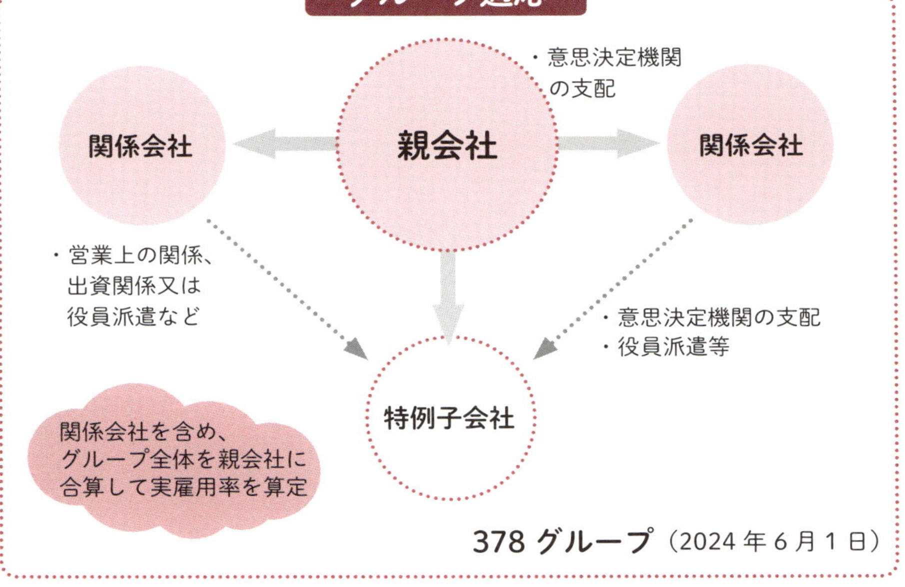

# 特例子会社の特色

**発達障がいのある人の能力に期待をかける会社も**

特例子会社は雇う側と働く側それぞれにメリットがあります。雇う側（会社）には、親会社とは異なる就業時間や給与体制、昇給のしくみなど特例子会社だけに適用できる労働条件の設定も可能で、雇用管理がしやすい面があります。

働く側は、障がい者の雇用管理を専任とする職員が配置され、個々の障がいに合わせた適切なアドバイスや配慮を受け、必要に応じて支援機関の協力が得られ、安心して仕事に就くことができます。業務内容は、親会社やグループ会社で働く人の名刺の印刷、データ入力、ファイリング、ビル管理や清掃など、親会社やグループ会社の下請け業務を行うところが多いですが、親会社に関連した業務を行うところもあります。中には独立した業務を行うところもあります。就職を目指すなら、業務内容、待遇などよく調べて検討を。

## 会社側のメリット

- 親会社とは別に独自の労働条件が設定できるため、雇用管理がしやすい
- 障がいに配慮した設備投資がしやすい
- 障がいのある人の能力を活かすための方策が取りやすい
- 企業のイメージアップにつながりやすい

ろが多いですが、中には独立した業務を行う会社もあります。

また「興味、関心のあることには能力を発揮する」という発達障がいのある人の特性に目を向け、個々の長所、適性に合った業務に就いてもらい必要な支援をしながら、社員の能力を最大限活かし成長している特例子会社もあります。

## 特例子会社の業務の例

- 親会社 保険会社 → 特例子会社：親会社の社員や一般に販売する洋菓子の製造・販売
- 親会社 食品会社 → 特例子会社：親会社の名刺印刷、グループ内の書類、物品、郵便物の集荷や配送など
- 親会社 大手スーパー → 特例子会社：印刷、デザイン制作、野菜の栽培・販売など
- 親会社 銀行 → 特例子会社：名刺作製、ゴム印作製、データ入力、ノベルティ作成など

## 働く側のメリット

- 障がい特性が理解された環境で働くため、心身ともに安定して業務に就ける
- 仲間意識やチームへの帰属意識を持ちやすく、定着しやすい
- 柔軟な労働条件と細やかな雇用管理の中、職業人として安定した生活が送れる

column

## 障害者トライアル雇用制度とは？

障がいのある人を３カ月間試用雇用して、継続雇用のきっかけにする制度。３カ月の試用期間に会社は求職者の適性や能力を見極め、求職者は職場が自分に合っているかどうかをじっくり判断できます。また会社側には国から助成金が支払われ、求職者側には労働基準法などの法律も適用されて賃金も支払われるなど、双方にメリットがあります。

ただし対象になるのは、「障害者の雇用の促進等に関する法律　第２条第１号」に定める障害者に該当し、次の❶～❹いずれかの要件を満たした人です。また試用期間終了後、すべての人が採用されるわけではありません。

❶紹介日時点で、就労経験のない職業に就くことを希望している
❷紹介日の前日から過去２年以内に、２回以上離職や転職を繰り返している
❸紹介日の前日時点で、離職している期間が６カ月を超えている
❹精神障害者、重度身体障害者、重度知的障害者

トライアル雇用を希望する場合は最寄りのハローワークに問い合わせ、自分が対象者になるのかなど、詳しい話を聞いてみましょう。

column

## 中小企業による障がい者雇用

法定雇用率の下では会社の規模が大きいほど雇用する障がい者が増えるため、「障がい者を雇用するのは大企業やその特例子会社」とイメージされやすいものです。

しかし中小企業の中には特例子会社の制度ができる以前から障がい者雇用を続けていた会社も数多くあります。

障がい者雇用に慣れた中小企業では経験豊富な上司や社長などが直接現場で就労支援にあたることも多く、綿密な人間関係のもとで職業人としての成長が望めます。中小企業に「自分に合った環境」や「やりたい仕事」が見つかることもあるでしょう。一方で経営的な事情、あるいは障がい者雇用を導入して日の浅い会社では、職場環境の整備や必要な指導者の配置が難しく、「雇いにくく、働きにくい」というところがあるのも現実です。

就職活動を進めるときは、ハローワークなどの就労支援機関で興味のある会社の障がい者雇用の支援体制や特色など、細かい情報を集めることが大切です。

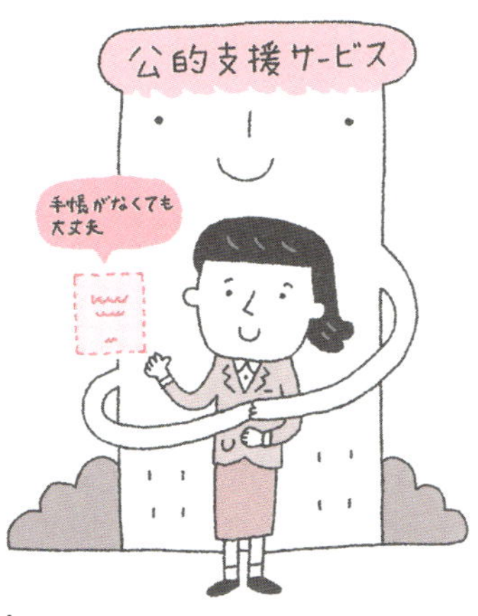


## 一般社団法人
## 日本自閉症協会

https：//www.autism.or.jp

自閉スペクトラム症（ASD）をはじめとした発達障がいのある人とその家族、まわりの人たちが幸せに暮らせる未来を目指した全国規模の団体。全国47都道府県と３政令都市（川崎、横浜、神戸）にある各自閉症協会50団体により組織され、講演会、研修会、啓発活動、余暇活動など、地域ごとに活動しています。問い合わせ、入会希望は、日本自閉症協会のサイト（上記）の「お問合せフォーム」をご利用ください。

〒104-0044
東京都中央区明石町６－２２　築地ニッコンビル６階
TEL：03-3545-3380

## ●参考文献

『これでわかる　発達障がいのある子の進学と就労』
（松為信雄・奥住秀之・監修／成美堂出版）
『これでわかる　不登校』（鈴木正洋・市川宏伸・監修／成美堂出版）
『子どもと家族のための ADHD サポートブック』（市川宏伸・監修／成美堂出版）
『これでわかる　自閉スペクトラム症』（市川宏伸・監修／成美堂出版）

## な



## は

## た

## さ

# さくいん

## 欧文



## あ



## か

●監修

**市川宏伸**（いちかわ　ひろのぶ）

児童青年精神科医。1970年東京大学大学院薬学系研究科修了、1979年北海道大学医学部卒業、1989年医学博士（東京医科歯科大学）。東京都東村山福祉園医務局長、東京都立梅ヶ丘病院院長、東京都立小児総合医療センター顧問を経て、日本発達障害ネットワーク理事長、日本自閉症協会会長、埼玉県発達障害総合支援センター長、強度行動障害医療学会代表、元・日本児童青年精神医学会理事長。

●著書　『子どもの表情・しぐさ・行動がちょっと変だな？ と思ったとき読む本』（主婦と生活社）、『思春期のこころの病気』（主婦の友社）他多数。

●監修　『AD／HD（注意欠如／多動性障害）のすべてがわかる本』『子どもの心の病気がわかる本』（ともに講談社）、『これでわかる自閉スペクトラム症』『子どもと家族のためのADHDサポートブック』（ともに成美堂出版）他多数。

●staff

イラスト／内田コーイチロウ

本文デザイン／森　裕昌（森デザイン室）

編集・構成／西宮三代（株式会社かぎしっぽ）

**発達障がいの子の進学と就労サポートブック**

監　修　市川宏伸（いちかわ ひろのぶ）

発行者　深見公子

発行所　成美堂出版

〒162-8445　東京都新宿区新小川町1-7

電話(03)5206-8151 FAX(03)5206-8159

印　刷　株式会社フクイン



ISBN978-4-415-33519-3

落丁・乱丁などの不良本はお取り替えします

定価はカバーに表示してあります